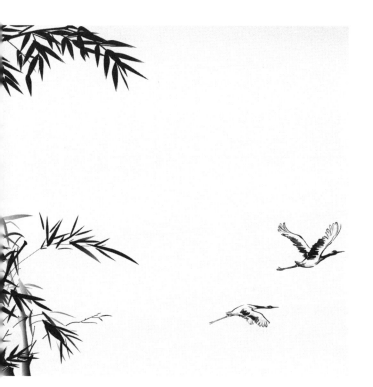

边江红　周泽先　编著

诗词中医

全国百佳图书出版单位
中国中医药出版社
·北 京·

图书在版编目（CIP）数据

诗词中医 / 边江红，周泽先编著 . —北京：中国中医药出版社，2022.12
ISBN 978-7-5132-7842-3

Ⅰ . ①诗… Ⅱ . ①边… ②周… Ⅲ . ①诗词—作品集—中国
②中医学—普及读物 Ⅳ . ① I22 ② R2-49

中国版本图书馆 CIP 数据核字（2022）第 192110 号

中国中医药出版社出版

北京经济技术开发区科创十三街 31 号院二区 8 号楼
邮政编码 100176
传真 010-64405721
山东临沂新华印刷物流集团有限责任公司印刷
各地新华书店经销

开本 710×1000 1/16 印张 13.25 字数 203 千字
2022 年 12 月第 1 版 2022 年 12 月第 1 次印刷
书号 ISBN 978 - 7 - 5132 - 7842 - 3

定价 49.80 元
网址 www.cptcm.com

服 务 热 线 010-64405510
购 书 热 线 010-89535836
维 权 打 假 010-64405753

微信服务号 zgzyycbs
微商城网址 https://kdt.im/LIdUGr
官 方 微 博 http://e.weibo.com/cptcm
天猫旗舰店网址 https://zgzyycbs.tmall.com

如有印装质量问题请与本社出版部联系（010-64405510）

| 前 言 |

喜欢读诗词，那凝练的语言，或磅礴，或空灵，或寂静，或恬然，或柔情……在文字中穿越时空与作者共鸣，用智者的思维领悟世界，用洞察者的眼睛感知细节，用敏感者的心觉察喜怒哀乐。

年少不知诗，知时已是诗中人。失意的时候有李白的鼓励——"天生我材必有用，千金散尽还复来"。孤独远行时有高适的安慰——"莫愁前路无知己，天下谁人不识君"。困难时陆游的声音在耳边响起——"山重水复疑无路，柳暗花明又一村"。

身居斗室，诗词也能把你带向远方。和曹操一起观沧海：远眺"水何澹澹，山岛竦峙"；近看"树木丛生，百草丰茂"；感受"秋风萧瑟，洪波涌起"；想象"日月之行，若出其中，星汉灿烂，若出其里"。王维笔下的"空山新雨后"带着泥土的芬芳，"天气晚来秋"送来秋高气爽；"明月松间照"遇见静美，"清泉石上流"声声入耳。

在诗词里万物有灵："两个黄鹂鸣翠柳，一行白鹭上青天"抒发着杜甫对春生机勃勃的体验和积极向上的人生态度；"野火烧不尽，春风吹又生"是对野草的赞美，也象征了白居易顽强的品质；龚自珍的"落红不是无情物，化作春泥更护花"，让我们不再伤春、惜春。春雨过后，我们想到的是李清照的"知否？知否？应是绿肥红瘦"。

《尚书·虞书》记载："诗言志，歌咏言，声依永，律和声。"《礼记·乐记》记载："诗，言其志也；歌，咏其声也；舞，动其容也；三者本于心，然后乐器从之。"所以诗词饱含作者丰富的思想和想象力，用凝练的语言表达作者对社会生活的感悟和对个人情感的抒发。

我国最早的上古歌谣《弹歌》就是描写我们祖先的狩猎生活：断竹、续竹；飞土，逐宍。砍伐野竹，连接野竹；打出泥丸，追捕猎物。诗歌最大的特色就是和现实生活密切联系。

中医和生活息息相关，早在夏商周时期中国就已出现药酒及汤液。"神农尝百草……一日而遇七十毒"是流传下来最早的典故，反映了在疾病治疗过程中对自然界的探索。

中医讲究药食同源，中药多属天然药物，包括植物、动物和矿物，而可供人类饮食的食物，同样来源于自然界的动物、植物及部分矿物质，所以，中药和食物的来源是相同的。隋朝时期的《黄帝内经太素》一书中写道："空腹食之为食物，患者食之为药物。"反映了古人"药食同源"的思想。

在田园诗词中，品读生活的同时就能遇到药食同源的中药。陶渊明笔下的"采菊东篱下，悠然见南山"，仿佛看到作者的悠闲生活，远望南山、俯拾菊花。菊花又是一味常用中药，味甘、苦，微寒，归肺、肝两经，有疏散风热、平肝明目、清热解毒的功效与作用。

孟浩然的《过故人庄》曰："故人具鸡黍，邀我至田家。绿树村边合，青山郭外斜。开轩面场圃，把酒话桑麻。待到重阳日，还来就菊花。"诗中的"黍""酒""桑"从中医的角度来看都可以作为中药，李时珍的《本草纲目·谷二·稷》曰："稷与黍，一类二种也。黏者为黍，不黏者为稷。稷可作饭，黍可酿酒。"

酒作为药物，首载于《名医别录》，云："酒，味苦甘辛，大热，有毒，主行药势，杀百邪恶毒气。"《本草拾遗》曰："酒可厚肠胃、润皮肤、除湿气。"李时珍指出："酒……少饮则和血行气，多饮则杀人顷刻。"《诸病源候论》也认为："酒精有毒，有复大热，饮之过多，故毒热气渗溢经络，浸溢脏腑，而生诸病也。"

桑树的根皮、枝、子、实均可以用作中药，桑叶能疏散风热，并能平肝明目。

桑枝有清热通络疗痹的功效，尤以热痹更效。新鲜的桑椹可以作为水果，桑椹晒干或略蒸后晒干可以作为中药：善滋肝肾之阴，而乌发明目。桑白皮是桑树的干燥根皮，有泻肺平喘、利水消肿的功效。

诗词抒发情感，记录生活，中医养生文化更是涉及衣食住行诸多方面。诵读诗词抒发情志，空闲时朗诵一首，郁闷时长歌一声，欢乐时抚弦而唱，都可以达到诗词养生的效果。诗词文化和中医文化都是中国优秀传统文化的组成部分，当诗词遇到中医，诗词内涵更加丰富饱满；当中医遇到诗词，中医变得通俗而美丽。

品一杯桂花茶，看着桂花轻盈的身姿在茶杯中舒展起舞，不禁想起李清照的词《鹧鸪天·桂花》："暗淡轻黄体性柔，情疏迹远只香留。何须浅碧深红色，自是花中第一流。"

诗可言志，诗可悦心；中医治病，中医养生。今夜备好清茶一杯，书籍一卷，晚来天欲雪，能饮一杯无？

边江红　周泽先

2022 年 3 月

目　录

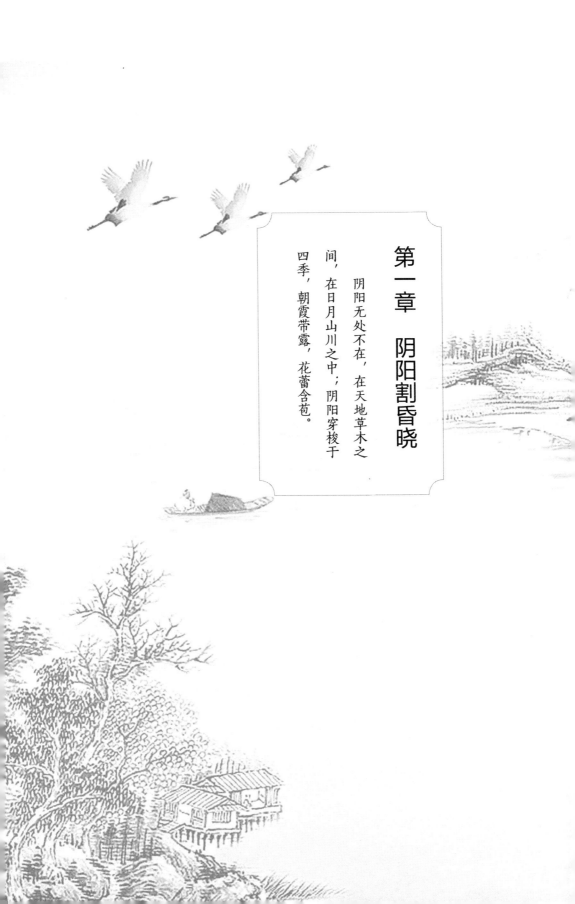

第一章　阴阳割昏晓

阴阳无处不在，在天地草木之间，在日月山川之中；阴阳穿梭于四季，朝霞带露，花蕾含苞。

大学第一学期学习《中医基础理论》，其中有一章是阴阳学说，讲述阴阳的原始含义是针对日光的向背而言，朝向日光则为阳，背向日光则为阴。这让我想起了读中学时学习唐代诗人杜甫的诗《望岳》中的一句"造化钟神秀，阴阳割昏晓"，其中"阴阳割昏晓"这一句诗使我对阴阳概念的理解加深了：山前向日的一面为"阳"，山后背日的一面为"阴"（山南水北为"阳"，山北水南为"阴"），由于山高，天色的一昏一晓被割于山的阴、阳面。泰山以其高度将山南山北的阳光割断，同样的天气在山两侧形成了拂晓和黄昏两种不同的景观。

钟情于古诗词的我，读到古诗词中出现的"阴阳"二字，便联想起中医学中的阴阳学说。

战国时期，诗人屈原写的《九歌·大司命》中有一句："高飞兮安翔，乘清气兮御阴阳。"作者想象自己高高地飞，缓缓地飞，乘着天地间的正气，驾驭着阴阳二气的变化。在中国古代哲学中，气一物两体，分为阴阳。阴阳之大，包罗万象。

阴阳可大可小，大可分天地，小可见草木。唐太宗李世民写过一首《初夏》诗词，其中有一句"阴阳深浅叶，晓夕重轻烟"，意思是绿叶深浅参差，朝霞夕阳或轻或重，美不胜收。树叶浅色为阳，深色为阴。初夏，由春入夏，百花开始凋零，鸟儿也开始迁徙，绿叶深浅参差，朝霞夕阳或轻或重，美不胜收。看来阴阳无处不在，绿叶的深浅也藏着阴阳的变化。

张伯端是北宋内丹学的集大成者，他写的七言四韵十六首其一：

> 草木阴阳亦两齐，若还缺一不芳菲。
>
> 初开绿叶阳先唱，次发红花阴后随。
>
> 常道只斯为日用，真源返覆有谁知。
>
> 报言学道诸君子，不识阴阳莫强嗤。

诗词用阴阳在草木生长中的变化，阐述万物不离阴阳，说明阴阳的普遍性。阴阳的对立统一是天地万物运动变化的总规律，像《素问·阴阳应象大论》所说的"阴阳者，天地之道也，万物之纲纪，变化之父母，生杀之本始"。

宋代诗人陆游在《连日作雨苦热》中写道："天地一气尔，阴阳司阖开，郁蒸以为雨，回薄以为雷。"《素问·阴阳应象大论》中也讲道："故清阳为天，浊阴为地。地气上为云，天气下为雨；雨出地气，云出天气。"古人从云雨的变化中，看到阴阳的相互转化，这种变化也体现在诗人的诗词中，也说明阴阳在古代是一个常用的词汇。陆游在《扫除小园未竟归卧》有一句"阴阳常代谢"，说明自然界在阴消阳长中生生不息。

扫除小园未竟归卧

竹叶扫仍落，莎根锄更生。

阴阳常代谢，今昔各施行。

勋业须时至，衰荣忌力争。

径归差省事，高枕听蝉声。

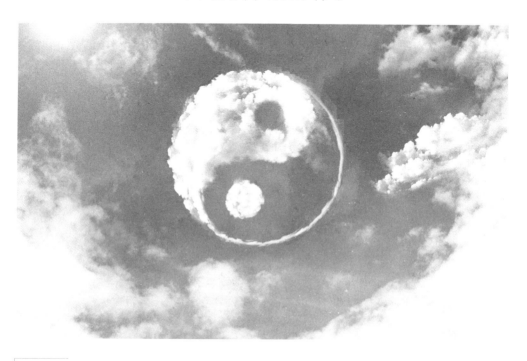

阴阳在自然界中无处不在：在四季更替，在日升日落，在花开花谢，在晨鸟夜莺。

阴阳也存在于我们的身体中，《素问·宝命全形论》中讲"人生有形，不离阴阳"。就人体部位来说，人体的上半身为阳，下半身属阴；体表属阳，体内属阴；体表的背部属阳，腹部属阴；四肢外侧为阳，内侧为阴。

俗话说，人活一口气。气化活动是生命运动的内在形式，是生命存在的基本特征。升降出入是气化活动的基本形式。阳主升，阴主降。阴阳之中复有阴阳，所以阳虽主升，但阳中之阴则降；阴虽主降，但阴中之阳又上升。

金末及元代著名道士、全真道第六代掌教宗师尹志平写过一首《贺圣朝·夜深人静》。

夜深人静，披衣闲坐，琴听无弦。罢高谈、逸论默通玄。任龟息绵绵。阴阳升降，冲和四大，骨壮神全。抱元初一点行功圆。看歌舞胎仙。

作者夜深人静披衣闲坐，想听琴却没人弹。不去想那些高谈阔论，静心体会道法。在龟息功中潜心、潜息、真定、出定，让自己的气息自然地收放绵绵，阴阳二气自由升降，冲和四大，身体健康、神采奕奕，守护元气，行功圆满，就能感受到体内丹田中仙气舞动。

阴阳无处不在，从天地到草木、从四季到早晚，深深地植入中国人的生活中。小时候就经常听外婆说，去太阳底下晒太阳，那里阳气胜；晚上不要外出，外面阴气重；穿衣服要护住后背和腰……正是这些从中医理论中所获得的朴素的生活经验，使她老人家一直身体健康地活到八十多岁。

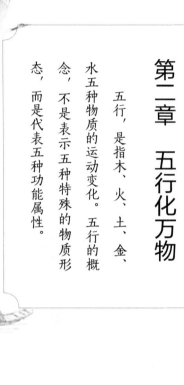

第二章　五行化万物

五行，是指木、火、土、金、水五种物质的运动变化。五行的概念，不是表示五种特殊的物质形态，而是代表五种功能属性。

北宋医家王惟一写过一首《西江月·太极未分混沌》：

太极未分混沌，两仪已非其中。一阳才动破鸿蒙，造化从兹运用。水火升沉南北，木金间隔西东。略移斗柄指坤宫，尽把五行错综。

词里提到了一股阳气开天辟地，五行化生，土守中宫，火升于南、水降于北，木升于东、金落于西。

"五"，是木、火、土、金、水五种物质；"行"，四通八达，流行和行用之谓，是行动、运动的古义，即运动变化、运行不息的意思。"五行"，是指木、火、土、金、水五种物质的运动变化。五行的概念，不是表示五种特殊的物质形态，而是代表五种功能属性。

唐代诗人白居易写的《赋得古原草送别》这首诗就蕴含了"五行"的变化。

离离原上草，一岁一枯荣。
野火烧不尽，春风吹又生。
远芳侵古道，晴翠接荒城。
又送王孙去，萋萋满别情。

原野上长满茂盛的青草，每年秋天草木枯萎，秋对应的是五行中的金，金气就有肃杀、收敛的特性。冬天草木凋零、落叶归根，冬对应五行中的水，水气具有就下、闭藏的特性。野火烧尽满地的野草化为灰烬入土，土气具有载物、生化的特性，土载四行，为万物之母。土具生生之义，为世界万物和人类生存之本。到了春天，春对应木气，木气具有生长、升发的特性，在春风的吹拂下野草又长成绿茸茸的一片。阳光属于火，火具有发热、温暖、向上的特性。火代表生发力量的升华，光辉而热力的性能。在阳光的照耀下，远处芬芳的野草遮没了古道，放眼望去，一大片的碧绿连接荒城。今天我又来送别老朋友，连繁茂的草儿也满怀离别之情。从草木的荣枯之中，看到万物本原于一气，一气分五行，五行归于一气。

中医五行学说以天人相应为指导思想，以五行为中心，以空间结构的五方、时间结构的五季、人体结构的五脏为基本框架，将自然界的各种事物和现象，以及人体的生理病理现象，按其属性进行归纳，即凡具有生发、柔和特性者统属于木；具有阳热、上炎特性者统属于火；具有长养、化育特性者统属于土；具有清静、收杀特性者统属于金；具有寒冷、滋润、就下、闭藏特性者统属于水。从而将人体的生命活动与自然界的事物和现象联系起来，形成了联系人体内外环境的五行结构系统，用以说明人体以及人与自然环境的统一性。

五行相生即递相资生、助长、促进之意。五行相生的次序是：木生火，火生土，土生金，金生水，水生木。

木性温暖，火隐伏其中，钻木而生火，所以木生火。火灼热，

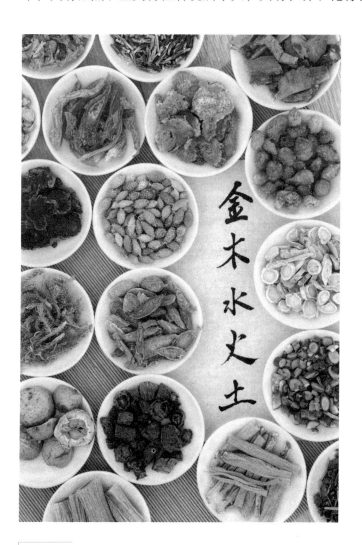

金木水火土

能够焚烧木，木被焚烧后就变成了灰烬，灰即土，所以火生土。金需要隐藏在石里，依附着山，津润而生，聚土成山，有山必生石，所以土生金。金气温润流泽，金靠水生，销锻金也可变为水，所以金生水。水温润而使树木生长出来，所以水生木。

明代吴承恩撰写的《西游记》第二十四回"万寿庄大仙留故友，五庄观行者窃人参"写道：在万寿山五庄观，有棵灵根，唤名草还丹，又名人参果。该树三千年一开花，三千年一结果，再三千年才得以成熟。人若有缘，闻一闻能活三百六十岁，吃一个能活四万七千年。

土地道："这果子遇金而落，遇木而枯，遇水而化，遇火而焦，遇土而入。敲时必用金器，方得下来。打下来，却将盘儿用丝帕衬垫方可；若受些木器，就枯了，就吃也不得延寿。吃它须用瓷器，清水化开食用，遇火即焦而无用。遇土而入者，大圣方才打落地上，他即钻下土去了。"这段话说明了人参果与五行相畏。

五行的相克即相互制约、克制、抑制之意。五行相克的次序是：木克土，土克水，水克火，火克金，金克木，木克土。这种克制关系也是往复无穷的。木得金敛，则木不过散；水得火伏，则火不过炎；土得木疏，则土不过湿；金得火温，则金不过收；水得土渗，则水不过润。皆气化自然之妙用。

宋代诗人孙复写过一首《中秋歌》：

明月一岁中，影圆十二回。

如何今夕里，争赏罗樽垒。

既爱盈盈色，更上高高台。

人心莫如此，试为君言哉。

月者水之精，秋者金之气。

金水性相生，五行分其事。

则知天地间，相感各以类。

水得金还盛，月因秋更清。

气类使之然，人谁不有情。

可怜别夜色，一一皆销声。

自昔诗家流，吟皆不到此。

徒能状光彩，岂解原终始。

冥搜讵有得，燥吻真何以。

请看退翁歌，其的能中矣。

诗词中把月亮比作水的精华，金秋时节含金之气。金水相生，金秋的月亮分外清亮美丽。自然界五行各行其事，相生相克，气在天地间交互感应，万物生生不息。

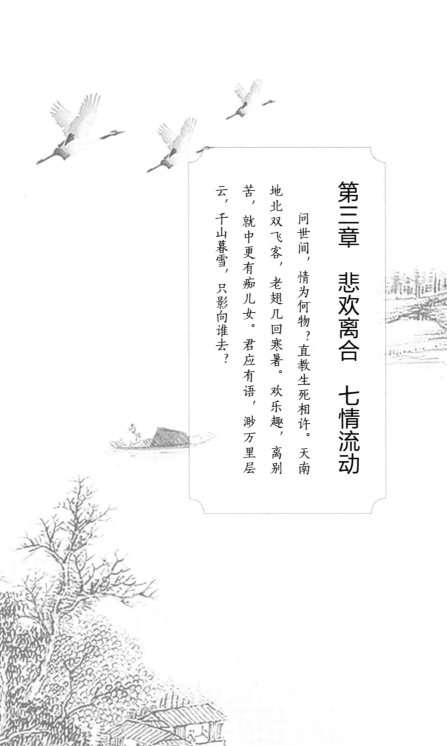

第三章 悲欢离合 七情流动

问世间，情为何物？直教生死相许。天南地北双飞客，老翅几回寒暑。欢乐趣，离别苦，就中更有痴儿女。君应有语，渺万里层云，千山暮雪，只影向谁去？

　　人的一生离不开情绪，开心可以喜极而泣，伤心可以肝肠寸断，思念可以寝食难安……这些情绪穿插在日常平静的生活中，像不同颜色的花朵一样把记忆留在生命中。中医学认为人的七情（喜、怒、忧、思、悲、恐、惊）为不同脏器所主，正常情绪在一定范围内波动，对人体气机是有利的调节。

　　中医理论中肝在志为怒，心在志为喜，脾在志为思，肺在志为悲（忧），肾在志为恐。但是，喜、怒、思、悲（忧）、恐这五志实际都发于心，只是应于五脏而已。《类经·九卷》说："忧动于心则肺应，思动于心则脾应，怒动于心则肝应，恐动于心则肾应，此所以五志惟心所使也。"

　　过度的情绪波动，则可以引起疾病。《素问·举痛论》说："怒则气上，喜则气缓，悲则气消，恐则气下，惊则气乱，思则气结。"《三因极一病证方论·七气叙论》说："喜伤心，其气散；怒伤肝，其气出；忧伤肺，其气聚；思伤脾，其气结；悲伤心离，其气散；恐伤肾，其气怯；惊伤胆，其气乱。虽七诊自殊，无逾于气。"

　　中医防病保健强调"恬惔虚无""精神内守"。如《素问·上古天真论》说："恬惔虚无，真气从之，精神内守，病安从来？是以志闲而少欲，心安而不惧，形劳而不倦，气从以顺，各从其欲，皆得所愿。故美其食，任其服，乐其俗，高下不相慕，其民故曰朴。是以嗜欲不能劳其目，淫邪不能惑其心……所以能年皆度百岁而动作不衰者，以其德全不危也。"

　　宋代文学家苏轼的《定风波·南海归赠王定国侍人寓娘》里有一句名句"此心安处是吾乡"，人生需要安心，心安才能活在当下、不念过去、不畏将来，做好眼前的事情。心安自在，即使离家千里，也能体验到家乡的安全感、归属感。

　　用平静的心仰观斗转星移，俯瞰春发夏长。闻秋蝉鸣于枝头，听落叶之垂露。心在方寸之间，沧海可以共桑田。四季变迁，可以同时入住心间。日出日落在心化成一瞬间。临水思老聃，登山遇孔子。举杯邀李白，千里明月共婵娟。无尘的

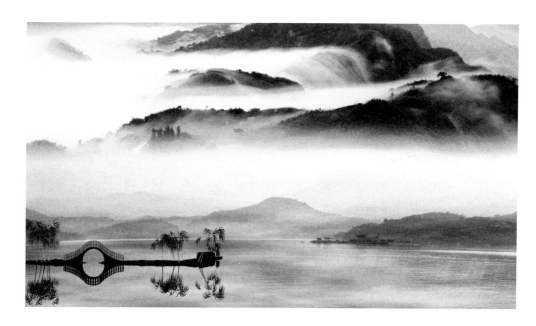

心可纳百川。

喜——春风得意马蹄疾

人逢喜事精神爽。在中医理论中，心在志为喜，适度的欢喜可以使气血流通。所以欢喜之人常常红光满面，如沐春风。唐朝孟郊四十六岁那年进士及第，写了一首《登科后》，这首诗大家也许不熟悉，但对"春风得意"与"走马观花"两个成语却耳熟能详，这两个成语便出自这首诗：

> 昔日龌龊不足夸，今朝放荡思无涯。
> 春风得意马蹄疾，一日看尽长安花。

孟郊两次落第，这次竟然高中，仿佛一下子从苦海中超度出来，登上了欢乐的顶峰。所以，诗一开头就直接倾泻心中的狂喜，说以往那种生活上的困顿和思想上的不安再也不值得一提了，此时金榜题名，终于扬眉吐气，自由自在，真是说不尽的畅快。"春风得意马蹄疾，一日看尽长安花"，诗人得意洋洋，心花怒放，便迎着春风策马奔驰于鲜花烂漫的长安。此时的诗人神采飞扬，不但感到春风驶荡，天宇高远，大道平阔，就连自己的骏马也四蹄生风了。偌大一座长安城，春花无数，却被他一日看尽，真是欢喜无比。

唐代杜甫在《闻官军收河南河北》诗句中喜极而泣，"漫卷诗书喜欲狂"。李白的《南陵别儿童入京》有一句名句"仰天大笑出门去，我辈岂是蓬蒿人"。

南陵别儿童入京
唐·李白

白酒新熟山中归，黄鸡啄黍秋正肥。

呼童烹鸡酌白酒，儿女嬉笑牵人衣。

高歌取醉欲自慰，起舞落日争光辉。

游说万乘苦不早，著鞭跨马涉远道。

会稽愚妇轻买臣，余亦辞家西入秦。

仰天大笑出门去，我辈岂是蓬蒿人。

李白素有远大的抱负，他立志要"申管晏之谈，谋帝王之术，奋其智能，愿为辅弼，使寰区大定，海县清一"。但在很长时间里他都没有得到实现的机会。后来他得到唐玄宗召他入京的诏书，异常兴奋，满以为实现自己政治理想的时机到了，立刻回到南陵（今属安徽）家中，与儿女告别，并写下了这首激情洋溢的七言古诗。

诗词通过儿女嬉笑，开怀痛饮，高歌起舞几个典型场景，把诗人喜悦的心情表现得活灵活现。在此基础上又进一步描写自己的内心世界。

末句"仰天大笑出门去，我辈岂是蓬蒿人"更是把诗人长期压抑后的兴奋推向高潮。将其"仰天大笑"的得意忘形，"岂是蓬蒿人"的自信与自负表现得淋漓尽致。

过度的欢喜也可以使人精神癫狂，清代小说家吴敬梓《儒林外史》中所描述的范进中举的故事——范进参加科举考试连考二十多次，终于在54岁考中举人喜极而疯就是一个例子。过度的欢喜还可以使人精神涣散，注意力不集中，所以欢喜要把握在一定尺度以内，做到得意不忘形，欢喜有节制。

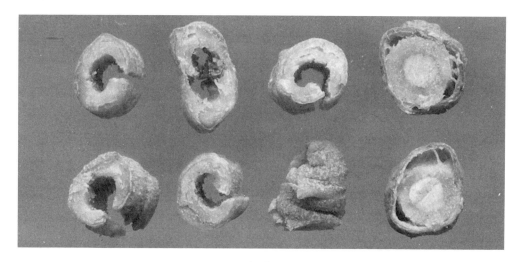

远志

养心的中药主要有远志、酸枣仁、柏子仁等。远志具有安神益智的作用，能改善心悸、失眠的症状，对于心肾不交所导致的失眠、健忘具有一定的缓解作用。酸枣仁具有收敛止汗的功效，可以治疗体虚引起的盗汗、自汗等，对于津伤口渴的症状具有很好的改善作用。柏子仁可以治疗阴血不足，对于心神失养导致的心悸、怔忡具有很好的改善作用。

怒——野夫怒见不平处

说到怒，自然会想起宋代名将岳飞《满江红》中的诗句："怒发冲冠，凭栏处，潇潇雨歇。抬望眼，仰天长啸，壮怀激烈。"我愤怒得头发竖了起来，帽子被顶飞了。独自登高凭栏远眺，骤急的风雨刚刚停歇。抬头远望天空，禁不住仰天长啸，一片报国之情充满心怀。

古代侠义之士路见不平，拔刀相助。唐代诗人刘叉《偶书》中写道：

> 日出扶桑一丈高，人间万事细如毛。
> 野夫怒见不平处，磨损胸中万古刀。

每天太阳从东方升起的时候，人世间纷繁复杂多如牛毛的事便开始一件件发生。很多不平之事发生在周围，心里充满了愤怒，于是不断对它们进行抨击，但不平事太多，多得把胸中那把与不平之事相抗争的"刀"都渐渐地磨损了。

这首诗从另一个方面也说明了少年的血气方刚，随着时间的推移和岁月的磨练，对待不平之事渐渐棱角尽失，变得暮气沉沉。

中医理论中，肝属木藏魂，其志在怒。肝为刚脏，病理特点是"肝气、肝阳常有余"，容易出现肝气升泄太过的情况。而怒伤人的特点，《素问·举痛论》概括为"怒则气上"，一旦大怒，或者多怒，使本就容易升泄的肝气一下升动太过，致肝气上逆，这就是"怒伤肝"。

清代吴趼人《俏皮话》中一则"肝脾涉讼"作答：心为君主之官，凡五脏六腑，均归其掌管。一日，脾来告状，曰："脾土所以司元气，不期近日肝木恃其势力，横来侵扰，亦不敢与之计较。唯有内加培养，外加防卫而已。讵肝又发泄于外，成为怒气，此明明为肝气也，而世人偏指为脾气。凡肝气发作时，人莫不指称之曰：'某也脾气不好。'蒙此不白之冤，复败坏名誉，伏望伸雪！"云云。心乃传肝来质讯，肝曰："我用尽气力，发为怒气，彼乃盗袭虚声，坐享名誉，我不与之计较，彼乃反告我耶？"

宋代胡仲弓写过一句诗："发怒俱忘身，裂眦欲碎首。"看来人在发怒的时候会失去理智，大脑一片空白，目眦欲裂头欲碎。有高血压、心脏病的人大怒严重则可能导致死亡。

我们经常说"气死人了"这句口头禅，国外某权威心脏病专业杂志的相关研究发现，愤怒发作2小时内，心脏病发作的风险是平时的4.74倍，脑卒中的风险是平时的3.62倍。而这些都是引起猝死的罪魁祸首，人可能被气死绝对不只是个传说。

怒伤肝，生气对肝脏不好，这是一个常识。生气伤脑，生气时，很多人都有被冲昏头的感觉，大脑的思维能力被打乱，容易发生突破常规的活动，可能会做出一些过激或反常行为。气血上冲，严重的甚至会导致脑出血。生气影响食欲，生气时，脑细胞的工作紊乱引起交感神经兴奋，并直接作用于心脏和血管，肠胃血流量减少，流动变慢，食欲变差；很多人一生气就不思饮食。生气暴怒之后，不少人会出现面红耳赤、血压升高、心跳加速等情况，严重的可能会引发猝死。

　　在临床诊疗的过程中，我经常用到逍遥散这个方剂。该方出自《太平惠民和剂局方》，由柴胡、当归、白芍、茯苓、白术、甘草、生姜、薄荷组成，有疏肝解郁、养血健脾的功效。主治肝郁血虚脾弱证。一些情志因素引起的胃肠道疾病，用起来效如桴鼓。

　　肝藏血，性喜条达而主疏泄。七情郁结，肝失条达，或阴血暗耗，或生化之源不足，肝体失养，皆可使肝气横逆，胁痛、寒热、头痛、目眩等症随之而起。神疲食少，是脾虚运化无力之故。脾虚气弱则统血无权，肝郁血虚则疏泄不利，故月经不调，乳房胀痛。所以要疏肝解郁，养血柔肝。本方中柴胡疏肝解郁，使肝气得以条达，为君药；当归甘辛苦温，养血和血，白芍酸苦微寒，养血敛阴，柔肝缓急，共为臣药；白术、茯苓健脾祛湿，使运化有权，气血有源，炙甘草益气补中，缓肝之急，共为佐药；用法中加入薄荷少许，疏散郁遏之气，透达肝经郁热，烧生姜温胃和中，共为使药。

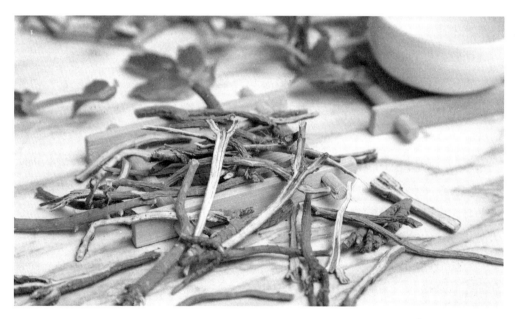

柴胡

忧——高堂明镜悲白发

　　两汉时期，一位无名氏写了一首《古歌》：

秋风萧萧愁杀人，出亦愁，入亦愁。座中何人，谁不怀忧？令我白头。胡地多飚风，树木何修修。离家日趋远，衣带日趋缓。心思不能言，肠中车轮转。

诗中描述的是远行驻守边疆的征人，离家越来越远，和亲人分别后可能再难聚首，音信全无，只留下无穷无尽的思念摧心肝，形体消瘦，衣带渐宽。

《诗经·小雅·鹿鸣之什》中的《采薇》有一句："昔我往矣，杨柳依依。今我来思，雨雪霏霏。行道迟迟，载渴载饥。我心伤悲，莫知我哀！"

李白在《将进酒》中有一名句："君不见，高堂明镜悲白发，朝如青丝暮成雪。人生得意须尽欢，莫使金樽空对月。"

陆游的《钗头凤·红酥手》更是一怀愁绪，几年离索。

在中医理论中，肺在情志方面的表现为忧（悲），意思是忧、悲由肺精、肺气化生。适度的忧虑不会让人生病。如果悲忧过度，则可损伤肺精、肺气，出现呼吸气短等现象。反之，肺精气虚衰或肺气宣降失调，机体对外来刺激耐受能力下降，也易于产生悲忧的情绪变化。肺气虚的人性格敏感，容易患上呼吸系统疾病，一方面要加强体育锻炼，另一方面要与人多沟通交流，增强肺气。

根据"虚则补之"的中医理论，针对肺气不足，治疗当补益肺气，常用药物有黄芪、党参、太子参、白术、茯苓等，脾属土，肺属金，培土可生金，对于肺气不足可以选择健脾补肺之法。肺气虚弱，卫外不固，容易感冒、出汗，可以用玉屏风散益气固表。

玉屏风散由防风 30g、黄芪 60g、白术 60g 组成。研末，每日 2 次，每次 6～9g，大枣煎汤送服。功效益气固表止汗。主治表虚自汗。本证多由卫虚腠理不密，感受风邪所致。表虚失固，营阴不能内守，津液外泄，则常自汗；面色㿠白，舌淡苔薄白，脉浮虚皆为气虚之象。方中黄芪甘温，内补脾肺之气，外可固表止汗，为君药；白术健脾益气，助黄芪以加强益气固表之功，为臣药；佐以防风走表而散风邪，合黄芪、白术以益气祛邪。且黄芪得防风，固表而不致留邪；防风得黄芪，祛邪而不伤正，有补中寓疏、散中寓补之意。

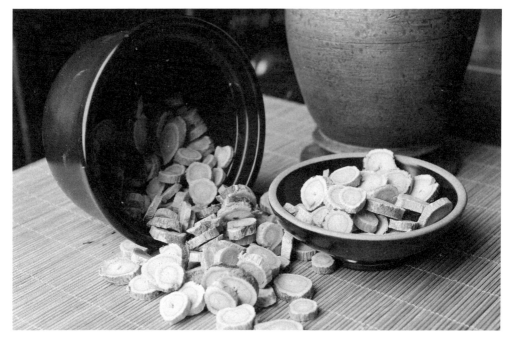

黄芪

思——春蚕到死丝方尽

古代交通不便，信息阻断，一次远离可能就是永别，所以古人把离别和生死放在同等重要的位置，就有了"生离死别"这个成语。诗歌是诗人感情的抒发与表达，在众多古诗词中，描述离别愁苦、思乡思亲的诗词占了大多数。一轮明月高悬天际，柔和的月光照耀着两地相思的人们，明月寄相思，千里共婵娟。在思而不得的情绪中，身处思念的人们心理也有不同的变化。

相思的第一个层次——心生哀怨

诗经·国风·郑风·子衿

青青子衿，悠悠我心。纵我不往，子宁不嗣音？

青青子佩，悠悠我思。纵我不往，子宁不来？

挑兮达兮，在城阙兮。一日不见，如三月兮！

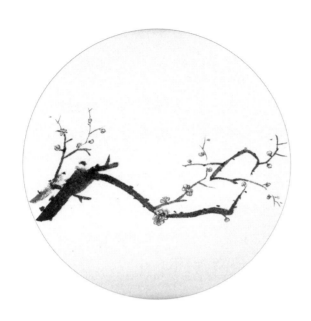

青青的是你的衣领，悠悠的是我的心境。纵然我不曾去看你，你难道就不给我寄传音讯？

青青的是你的佩带，悠悠的是我的情怀。纵然我不曾去看你，难道你就不能到我这来吗？

走来走去张眼望啊，在这高高的观楼上。一天不见你的面啊，好像已经有三个月那样长！

诗歌中的女子抱怨：我不去看你，难道你就不主动来看我吗？

秋风词

唐·李白

秋风清，秋月明，

落叶聚还散，寒鸦栖复惊。

相思相见知何日？此时此夜难为情！

入我相思门，知我相思苦，

长相思兮长相忆，短相思兮无穷极，

早知如此绊人心，何如当初莫相识。

翻译成现代文，意思是：

秋风凄清，秋月明朗。

风中的落叶时而聚集时而扬散，寒鸦本已栖息也被这声响惊起。

盼着你我能再相见，却不知在什么时候，此时此刻实在难捺心中的孤独悲伤，叫我情何以堪。

走入相思之门，知道相思之苦，

永远的相思永远的回忆，短暂的相思却也无止境，

早知相思如此在心中牵绊，不如当初就不要相识。

相思的第二个层次——引起身体不适

诗经·国风·卫风·伯兮

伯兮朅兮，邦之桀兮。伯也执殳，为王前驱。

自伯之东，首如飞蓬。岂无膏沐，谁适为容？

其雨其雨，杲杲出日。愿言思伯，甘心首疾。

焉得谖草，言树之背。愿言思伯，使我心痗。

我的丈夫真威猛，真是邦国的英雄。我的丈夫执长殳，做了君王的前锋。

自从丈夫东行后，头发散乱像飞蓬。膏脂哪样还缺少？为谁修饰我颜容！

天要下雨就下雨，却出太阳亮灿灿。一心想着我丈夫，想得头痛也心甘。

哪儿去找忘忧草？种它就在屋北面。一心想着我丈夫，使我伤心病恹恹。

相思的第三个层次——伤及脾胃

蝶恋花·伫倚危楼风细细

宋·柳永

伫倚危楼风细细，望极春愁，黯黯生天际。草色烟光残照里，无言谁会凭阑意。

拟把疏狂图一醉，对酒当歌，强乐还无味。衣带渐宽终不悔，为伊消得人憔悴。

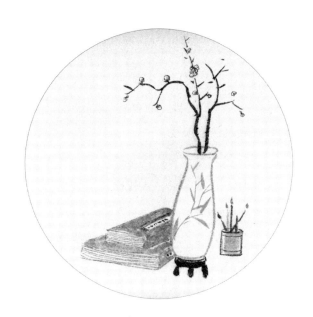

　　我长时间倚靠在高楼的栏杆上，微风拂面，一丝丝、一细细，望不尽的春日离愁，沮丧忧愁从遥远无边的天际升起。碧绿的草色，飘忽缭绕的云霭雾气掩映在落日余晖里，默默无言，谁理解我靠在栏杆上的心情。

　　打算把放荡不羁的心情灌醉，举杯高歌，勉强欢笑反而觉得毫无意味。我日渐消瘦下去却始终不感到懊悔，宁愿为她变得精神萎靡神色憔悴。

　　宋代词人李清照写的《醉花阴·薄雾浓云愁永昼》，从女性的角度写出分别后的相思之情。

　　薄雾浓云愁永昼，瑞脑消金兽。佳节又重阳，玉枕纱橱，半夜凉初透。
　　东篱把酒黄昏后，有暗香盈袖。莫道不销魂，帘卷西风，人比黄花瘦。

　　薄雾弥漫，云层浓密，日子过得郁闷愁烦，龙脑香在金兽香炉中缭袅。又到了重阳佳节，卧在玉枕纱帐中，半夜的凉气刚将全身浸透。

　　在东篱边饮酒直到黄昏以后，淡淡的黄菊清香溢满双袖。此时此地怎么能不令人伤感呢？风乍起，卷帘而入，帘内的人儿因过度思念，身形竟比那黄花还要瘦弱。

相思的第四个层次——伤及心肝

长相思·其一

唐·李白

长相思，在长安。

络纬秋啼金井阑，微霜凄凄簟色寒。

孤灯不明思欲绝，卷帷望月空长叹。

美人如花隔云端！

上有青冥之长天，下有渌水之波澜。

天长路远魂飞苦，梦魂不到关山难。

长相思，摧心肝！

日日夜夜地思念啊，我思念的人在长安。

秋夜里纺织娘在井栏啼鸣，微霜浸透了竹席分外清寒。

夜里想她魂欲断，孤灯伴我昏暗暗；卷起窗帘望明月，对月徒然独长叹。

如花似玉的美人呵，仿佛相隔在云端！

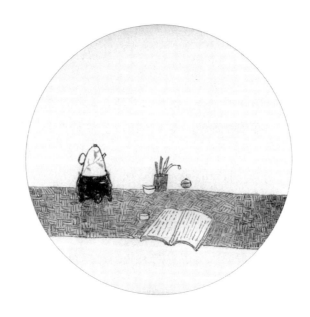

上面有长空一片渺渺茫茫，下面有清水卷起万丈波澜。

天长地远日夜跋涉多艰苦，梦魂也难飞越这重重关山。

日日夜夜地思念啊，相思之情痛断肝肠。

中医学认为，脾在志为思。思，即思考、思虑、计算、算计。《灵枢·本神》曰："因志而存变谓之思，因思而远慕谓之虑。"思为心神"认知事物"的重要一环，为心神之所用。思以志为依据，思的结果是为虑做准备。《黄帝内经太素·脏腑之一·五脏精神》解释"思"："思，亦神之用也。专存之志，变转异求，谓之思。"心神明，肾藏志，脾健运，则思考敏捷，能为虑做好准备；如心不藏神，肾不藏志，脾不健运，皆会出现思维迟滞。反之，如过思，则易伤心神，导致气滞和气结。《素问·举痛论》曰："思则心有所存，神有所归，正气留而不行，故气结矣。"由于气结于中，影响了脾的升清，所以思虑过度，常能导致不思饮食，脘腹胀闷，头目眩晕等症。脾在志为思，主愁忧。五脏皆有愁忧，然而愁忧总归于脾。《黄帝内经太素·脏腑之一·五脏精神》曰："《素问》云：心在变动为忧，即心为忧也。肺在志为忧，即肺为忧。其义何也？答曰：脾为四脏之本，意主愁忧。故心在变动为忧，即意之忧也。或在肺志为忧，亦意之忧也。若在肾志为忧，亦是意之忧也。故愁忧所在，皆属脾也。"忧愁思虑不解则喜太息，太息由脾而伤及心肺。忧思气结则心系急，心系连于肺，肺连于气道，气道不利则喜太息。《灵枢·口问》曰："黄帝曰：人之太息者，何气使然？岐伯曰：忧思则心系急，心系急则气道约，约则不利，故太息以伸引之。"

思念化解的方法——寄物于相思

相思

唐·王维

红豆生南国，春来发几枝。

愿君多采撷，此物最相思。

红豆生长在阳光明媚的南方，每逢春天不知长多少新枝。希望思念的人儿多多采摘，因为它最能寄托相思之情。

思念化解的方法二——借月寄相思

月夜

唐·杜甫

今夜鄜州月，闺中只独看。遥怜小儿女，未解忆长安。

香雾云鬟湿，清辉玉臂寒。何时倚虚幌，双照泪痕干。

今夜里鄜州上空那轮圆月，只有你在闺房中独自遥看。

远在他方怜惜幼小的儿女，还不懂得你为何思念长安？

蒙蒙雾气沾湿了你的鬟发，清冷的月光使你的玉臂生寒。

什么时候才能在一起共同靠在透光的窗帘或帷幔旁，让月光擦干两人思念的泪。

《水调歌头·明月几时有》是宋代大文学家苏轼创作的一首词：

明月几时有？把酒问青天。不知天上宫阙，今夕是何年。我欲乘风归去，又恐琼楼玉宇，高处不胜寒。起舞弄清影，何似在人间。

转朱阁，低绮户，照无眠。不应有恨，何事长向别时圆？人有悲欢离合，月有阴晴圆缺，此事古难全。但愿人长久，千里共婵娟。

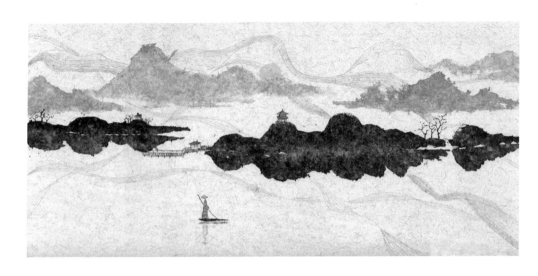

词的最后说："但愿人长久，千里共婵娟。""婵娟"是美好的样子，这里指嫦娥，也就是代指明月。"共婵娟"就是共明月的意思，典故出自南朝谢庄的《月赋》"隔千里兮共明月"。既然人间的离别是难免的，那么只要亲人长久健在，即使远隔千里也还可以通过普照世界的明月把两地联系起来，把彼此的心沟通在一起。"但愿人长久"，是要突破时间的局限；"千里共婵娟"，是要打通空间的阻隔。让对于明月的共同的爱把彼此分离的人结合在一起。古人有"神交"的说法，要好的朋友天各一方，不能见面，却能以精神相通。"千里共婵娟"也可以说是一种神交了。这两句并非一般的自慰和共勉，而是表现了作者处理时间、空间以及人生这样一些重大问题所持的态度，充分显示出词人精神境界的丰富博大。王勃有两句诗："海内存知己，天涯若比邻。"意味深长，传为佳句，与"千里共婵娟"有异曲同工之妙。另外，张九龄的《望月怀远》说："海上生明月，天涯共此时。"许浑的《秋霁寄远》说："唯应待明月，千里与君同。"都可以互相参看。但愿人人年年平安，相隔千里也能共享着美好的月光，表达了作者的祝福和对亲人的思念，表现了作者旷达的态度和乐观的精神。苏轼就是把前人的诗意化解到自己的作品中，熔铸成一种普遍性的情感。正如词前小序所说，这首词表达了苏轼对弟弟苏辙（字子由）的怀念之情，但并不限于此。可以说这首词是苏轼在中秋之夜，对一切经受着离别之苦的人表示的美好祝愿。

常用的补脾、健脾的中药有山药、山楂、白蔻仁、薏苡仁、白扁豆等。也可以用一些健脾胃的中成药，如参苓白术丸、归脾丸、人参健脾丸、补脾益肠丸、四君子丸等，都能起到补气健脾胃的作用。饮食要忌寒凉辛辣，按时吃饭，健康饮食，不要暴饮暴食，饥饱失宜，这样都会对脾胃造成伤害。

恐——不敢高声语，恐惊天上人

唐代诗人李白写过一首《夜宿山寺》：

> 危楼高百尺，手可摘星辰。
>
> 不敢高声语，恐惊天上人。

寺楼峻峭挺拔、高耸入云。站在上边仿佛都能摘下星辰。不敢大声说话，唯恐惊动了天上的仙人。诗词里的"惊恐"二字，不是为外物惊吓，而是作者形容楼高入天，担心高声语惊吓到天上住的神仙。

《论语·子张》："子夏曰：'仕而优则学，学而优则仕。'"这句话的意思是：做官仍有余力就去学习，学习如果仍有余力就去做官。儒家主张的是入仕，就是要通过做官来实现自己经世济民的伟大理想。不管什么时代，百姓总是人微言轻，即使有才能，如果手中没有相应的权力，很难实现自己的理想。而要想入仕，只有通过努力学习，因而就有了"学而优则仕"之说。古人十年寒窗，为的就是一朝金榜题名。

元稹和白居易有很深的友谊。公元 810 年（元和五年），元稹因弹劾和惩治不法官吏，同宦官刘士元冲突，被贬为江陵士曹参军，后来又改授通州（州治在今四川达县）司马。公元 815 年（元和十年），白居易上书，请捕刺杀宰相武元衡的凶手，结果得罪权贵，被贬为江州司马。元稹在通州听到白居易被贬的消息，写下了"垂死病中惊坐起"的诗句。

闻乐天授江州司马

唐·元稹

残灯无焰影幢幢，此夕闻君谪九江。

垂死病中惊坐起，暗风吹雨入寒窗。

灯火灰暗、物影摇漾，今夜忽然听说你（白居易）被贬谪到九江。大病中我惊得蓦然从床上坐起，震惊之巨，无异针刺；休戚相关，感同身受。晚上风雨叠加寒气袭窗，心情在寒夜中分外凄凉。

元稹贬谪他乡，又身患重病，心境本来就不佳。此时忽然听到挚友也蒙冤被贬，内心更是极度震惊，万般怨苦，满腹愁思一齐涌上心头。以这种悲凉的心境观景，明灯变残、清风昏暗、菱窗透寒。

中医学认为，恐为肾之志，长期恐惧或突然意外惊恐，皆能导致肾气受损，所谓恐伤肾，就是这个意思。肾主藏精，为生气之原。因此，无论任何原因的恐惧，都属于肾的病变。过于恐怖，则肾气不固，气陷于下，可出现二便失禁、遗精、肢冷等症；故《素问》里说：恐则气下。恐惧伤肾，精气不能上奉，则心肺失其濡养，水火升降不交，可见胸满腹胀，心神不安，夜里不能睡眠等症状。所以《灵枢》里说：肾气虚则厥，实则胀，五脏不安。内脏之虚也会产生恐惧。如胆气不足的胆战心惊，足少阴肾经的脉气不足之善恐，血不足者而恐等记载，都不出于肾的精气亏虚病变。恐则气下，人受到惊吓，严重的会大小便失禁。因为肾是司二便的，它是控制二便的。当一个人过度恐惧的时候，肾的固摄功能就差了，所以大小便就失禁了。

中药补肾的药包括补肾阳的药，如鹿茸、仙茅、巴戟天、淫羊藿、锁阳、肉苁蓉等，这类药物用于肾阳虚证，症见腰膝冷痛、下肢尤甚、畏寒怕冷、小便清长频数、精神倦怠不振等；还包括补肾阴的药物，如枸杞子、山药、山茱萸、熟地黄等，这类药物用于肾阴虚证，症见潮热盗汗、腰膝酸软、两颧潮红、五心烦

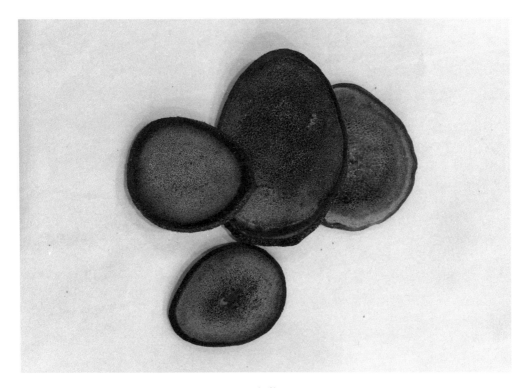

鹿茸

热、小便短赤、口干舌燥等；还包括补肾固精的药物，如菟丝子、沙苑子、补骨脂、桑寄生等，这类药物可以固精缩尿。

《圣济总录·卷五十一》，有一剂补肾汤，组成为磁石、五味子、附子、防风、黄芪、牡丹皮、甘草、桃仁等。主治肾虚怔忡恍惚，眼花耳聋，肢节疼痛，皮肤瘙痒，小腹拘急，面色黧黑，黄疸消渴。临床上根据患者具体情况随症加减。

根据五志与五行的配属关系，用五行相克原理，可以纠正情志的偏颇，如《素问·阴阳应象大论》说"怒伤肝，悲胜怒"，"喜伤心，恐胜喜"，"思伤脾，怒胜思"，"忧伤肺，喜胜忧"，"恐伤肾，思胜恐"，此为中医精神治疗的原则之一。根据七情内伤首先影响气机和易致郁证的特点，治疗情志伤之始，应以调气为先，理气开郁并结合思想开导为主。才能收到事半功倍的效果。

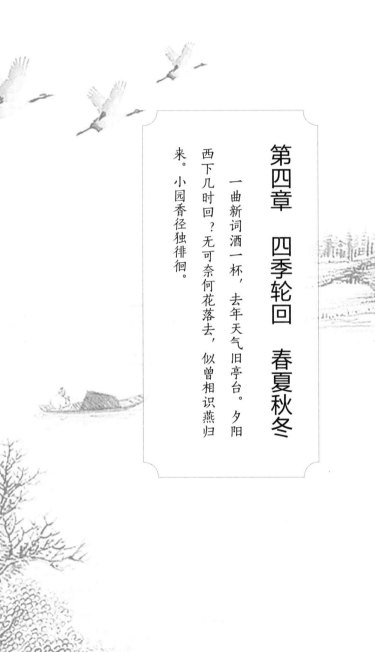

第四章　四季轮回　春夏秋冬

一曲新词酒一杯，去年天气旧亭台。夕阳西下几时回？无可奈何花落去，似曾相识燕归来。小园香径独徘徊。

　　窗外的九里香又开花了，隔着纱窗散发着淡淡的幽香。花树比去年长高了一大截，站在室内也能看到一簇簇白色的小花朵，仿佛探出头和你打招呼：嘿，不要为去年的落花而叹息，今年我又开花了。树还是去年的树，花香也与去年没有差别，只是时间穿梭了一年，春去夏至秋又归。

　　这不禁让我想起一千多年前北宋宰相晏殊的花园。一个风和日丽的下午，晏殊坐在花园里的安乐椅上，一边品着小酒一边听歌女吟唱着新编的曲子，听着听着仿佛回到了去年的这个时候，一样的天气一样的亭台，光影西斜，鲜花零落。去年在花园里筑巢的燕子今年又飞回来了。越是美景，越不忍心离去，在落满鲜花的小路上独自走来走去，时光不会因为任何美而留下脚步。

　　一曲新词酒一杯，去年天气旧亭台。夕阳西下几时回？无可奈何花落去，似曾相识燕归来。小园香径独徘徊。

　　白天花落小径，晚上花香袭人，为了多欣赏这人间美景，晚上也要秉烛耀花。

　　公元 1080 年，苏轼被贬黄州（今湖北黄冈）期间，写过这样一首题为海棠的诗：

　　　　东风袅袅泛崇光，香雾空蒙月转廊。
　　　　只恐夜深花睡去，故烧高烛照红妆。

　　东风袅袅，春光渐长，海棠阵阵幽香在氤氲的雾气中弥漫开来，沁人心脾。柔和的月亮洒在海棠花上，勾勒出花束的轮廓。夜深了，月影移动穿过回廊那边去了，照不到这海棠花。"只恐夜深花睡去"，这一句，作者不是担心花睡去，而是担心自己睡去后，第二天花可能会凋谢，爱花、惜花，以至于要守候着花开，所以就有了"故烧高烛照红妆"这一句。

　　花儿含苞待放，蕴含着一种希望，一旦盛开，片刻的艳丽光辉，同时也开启

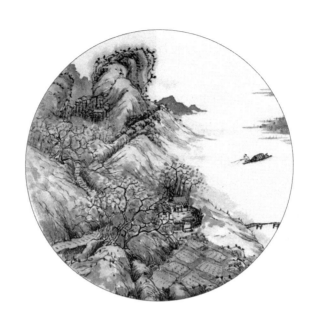

了衰败的第一步，有生命的物种都有生长壮老已，落红不是无情物，化作春泥更护花。

今夜我要在小园香径多徘徊，时光流转，读千年的诗，以诗人的情怀映照我今日之惜花、惜时之心。

小时候经常听外婆说"四时八节"街镇有各种集会和走亲戚活动，当时很不理解"四时八节"是什么意思，等读了唐代诗人杜甫的《短歌行赠四兄》"四时八节还拘礼，女拜弟妻男拜弟"，才明白四时指春夏秋冬四季，八节指立春、春分、立夏、夏至、立秋、秋分、立冬、冬至。古人根据北斗七星在夜空中的指向，制定了二十四节气。二十四节气是上古农耕文明的产物，农耕生产与大自然的节律息息相关，它是上古先民顺应农时，通过观察天体运行，认知一岁（年）中时候、气候、物候等方面变化规律所形成的知识体系。二十四节气在指导农业生产不误时节的同时也包含了中华民族悠久的文化内涵、历史积淀和养生文化。让我们跟随诗词的足迹步入春夏秋冬，让我们跟随节气变化感受中医的养生文化。

春眠不觉晓

唐代诗人孟浩然写过一首《春晓》的诗：春眠不觉晓，处处闻啼鸟。夜来风雨声，花落知多少。春光明媚，鸟儿的鸣叫声唤醒了春困的诗人。推窗远望，一夜春雨吹落的花瓣，覆盖在地面如花落人间。诗人从听觉、视觉为我们描绘出一幅早春美景图。

大多数人都是爱春天的，经过冬天的寒冷、肃杀、收敛，更渴望春天的温暖、繁华、生长。为柳条的新绿而欣喜，如贺知章的《咏柳》："碧玉妆成一树高，万条垂下绿丝绦。不知细叶谁裁出，二月春风似剪刀。"看一朵花而知春，如叶绍翁的《游园不值》："应怜屐齿印苍苔，小扣柴扉久不开。春色满园关不住，一枝红杏出墙来。"

曹雪芹在《红楼梦》中更是借黛玉葬花把惜春、惜花推向极致。《葬花吟》中的"花谢花飞花满天，红消香断有谁怜……明媚鲜妍能几时，一朝飘泊难寻觅……未若锦囊收艳骨，一抔净土掩风流；质本洁来还洁去，强于污淖陷渠沟……一朝春尽红颜老，花落人亡两不知！"全诗以花喻人，花开易落、红颜易老，愁容和泪水阻止不了生命的消亡。

春本无情，是敏感多情的诗人把自己喜怒哀乐融合在春天里开放出春喜、春思、春愁、春怨、春恐的花朵。面对同样的春雨时节，杜甫吟诵出"好雨知时节，当春乃发生。随风潜入夜，润物细无声"的欣喜；李商隐惆怅地写出"怅卧新春白袷衣，白门寥落意多违。红楼隔雨相望冷，珠箔飘灯独自归"的寂寥相思。陆游发出"春愁无处避，春雨几时晴"的感慨；王安石在《伤春怨》中写道："与君相逢处，不道春将暮。把酒祝东风，且莫恁、匆匆去。"王安石与友人相聚的时候已是暮春时节，繁华衰败春将残，作者把希望寄托在东风身上，他端着酒杯，向东风祈祷：东风呀，你继续地吹吧，不要匆匆而去。只要东风浩荡，就会沐浴春意。南宋诗人汪元量更是发出"恐春归去，无处看花枝"的感叹。

面对诸多描写春季的诗词，我更喜欢唐代诗人张说《清明日诏宴宁王山池赋得飞字》的一句诗："春去春来归。"今年春天离我们远去，明年还会回来。我们只需要安住当下，过好每一个刹那，等明年与春天相逢的时候，以全新的姿态和新开的花朵重逢。

春季包含的六个节气：立春、雨水、惊蛰、春分、清明、谷雨。立春是八节的第一个节日，其含义是开始进入春天，也是二十四节气中的第一个节气，立春后万物复苏，大地生机勃勃，立春代表四季开始了，一年之计在于春。

古人对立春非常重视，文人墨客的诗词中也有立春的标识。唐代诗人冷朝阳写过一首《立春》的诗：

> 玉律传佳节，青阳应此辰。土牛呈岁稔，彩燕表年春。
> 腊尽星回次，寒馀月建寅。风光行处好，云物望中新。
> 流水初销冻，潜鱼欲振鳞。梅花将柳色，偏思越乡人。

宋代词人辛弃疾写的《汉宫春·立春日》：

> 春已归来，看美人头上，袅袅春幡。无端风雨，未肯收尽余寒。年时燕子，料今宵梦到西园。浑未办、黄柑荐酒，更传青韭堆盘？
> 却笑东风从此，便薰梅染柳，更没些闲。闲时又来镜里，转变朱颜。清愁不断，问何人会解连环？生怕见花开花落，朝来塞雁先还。

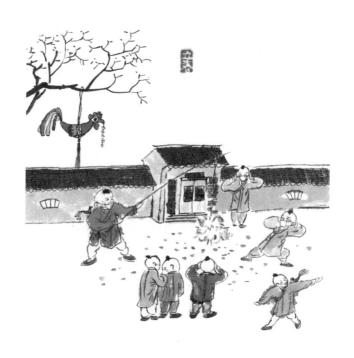

宋代诗人陆游诗"立春后十二日命驾至郊外戏书触目"其中有一句："折简亦思招客醉，不堪春困又成眠。"看来春困自古有之，除了春困以外，有些人还伴有眼睛干涩、情绪不稳定、耳鸣、记忆力下降等症状出现，主要原因是肝肾阴虚。中医理论中，春天对应的脏器是"肝"，主气是"厥阴风木"，肝为"木"相，中医讲"木曰曲直"，肝是"将军之官，谋略出焉"，它的作用就是"条达"和"疏泄"全身气机和气血津液，像将军一样统领全军。但是它也有"太过"和"不及"两个方面。

肝气"疏泄"太过，就是我们平时讲的"肝火旺"（实性的）或者"肝阳上亢"（虚性的）；"疏泄"不及，就是我们平时讲的"肝气"郁结。肝气"疏泄"太过，表现为面目红赤、脾气暴躁、口干舌燥、口苦、头晕、眼干、失眠、多梦、女子月经不调等症状。

肝火旺则"木火刑金"，木火指"肝火"；金指肺。肝火过旺，可以耗伤肺金，引起肺病的加重，出现干咳、胸胁疼痛、心烦、口苦、目赤，甚或咯血等。肺气虚则容易感冒，所以早春二月，是感冒的高发季节。

木克土，"肝旺乘脾"，肝火太大盛，损伤脾胃之气，引起脾胃病的加重，出现消化功能紊乱。临床主要表现为头目眩晕、脾气急躁、胸闷胁痛、脘腹胀痛、厌食、大便泄泻、脉弦等症状。

春季肝气升发，肝阴不足。中医学认为，肝肾同源，《素问·五运行大论》云："北方生寒，寒生水，水生咸，咸生肾，肾生骨髓，髓生肝。"《内经》认为"肾"是通过"髓"生养"肝"而体现"母子"联系的，揭示了肝肾两脏之间相互联系、相互影响的密切关系，所以春季在滋补肝阴的同时也要滋补肾阴。

推荐滋补肝肾之阴的食疗方：

黑芝麻 20g，枸杞子 20g，山药 50g，糯米 100g，煮粥食用。

黑芝麻性平，味甘。归肝经、肾经、大肠经，补肝肾、益精血、润肠燥。枸杞子味甘，性平，滋肾，润肺，补肝，明目。山药味甘、性平，入肺、脾、肾经；不燥不腻，具有健脾补肺、益胃补肾、固肾益精、聪耳明目、助五脏、强筋骨、长志安神、延年益寿的功效。如果肝火旺盛，煮粥时可以加一点菊花，也可以泡一点菊花枸杞茶喝。

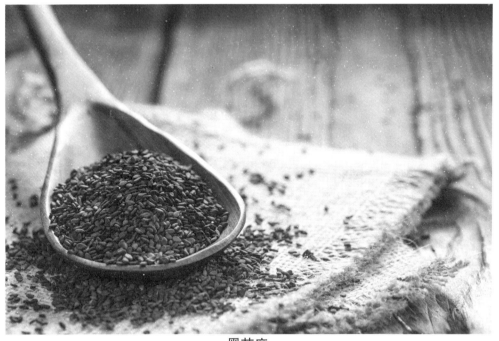

黑芝麻

春季也是精神疾病的高发季节。春季要保持情志舒畅，可以登高春游，也可以引吭高歌，也可以和朋友聚会抒发心声。

《素问·四气调神大论》讲春季养生："春三月，此谓发陈，天地俱生，万物以荣，夜卧早起，广步于庭，被发缓形，以使志生，生而勿杀，予而勿夺，赏而勿罚，此春气之应，养生之道也。逆之则伤肝，夏为寒变，奉长者少。"

这段话的意思是：春季的正月、二月、三月，是万物复苏的季节，自然界呈现出一片生机蓬勃的景象，人们应该晚睡早起，起床后到庭院里散步，披散开头发，穿着宽敞的衣物，不要使身体受到拘束，以便使精神随着春天万物的生发而舒畅活泼，充满生机。对待事物，也要符合春天的特点，应当发生的就让它发生，而不要去伤害它；应当给予的就给予，而不要剥夺它；应当培养的就去培养，而不要惩罚它。这就是适应自然环境"春生"的特点，来调养人体中生气的方法与原则。如果违背了这个法则，就会使肝脏之气受到损害，到了夏天还会发生寒冷性质的疾病。因为春季所生发的温暖的阳气，是夏天旺盛阳气的基础，如果春天阳气不能生，到了夏天阳气应当长而不能长，就会出现阳气不足的虚寒病症。

春季气候多变，有时会出现倒春寒。九百多年前宋代文学家苏轼就写过一首《癸丑春分后雪》的诗词：

雪入春分省见稀，半开桃李不胜威。
应惭落地梅花识，却作漫天柳絮飞。
不分东君专节物，故将新巧发阴机。
从今造物尤难料，更暖须留御腊衣。

春分时节，雪花纷飞的景象实属罕见；刚刚绽放的桃花、李花都承受不住它的寒威。雪花在不属于自己的春季而来感到惭愧，担心落地之后被梅花认出来，于是化作漫天飞舞的轻薄柳絮。雪花不管司春之神专门负责春天之事，所以才将新奇精巧发挥成机谋。从今以后，创造万物的造物主更加难以预料；即便天气越发暖和了，也要留着御寒的衣物啊！

所以，春季养生讲究"春捂"，如何"春捂"，是有讲究的。棉衣不可过早脱去，多备几件夹衣，随天气变化一件件地增减，这是比较科学的"春捂"方式。早晚温差大，早晚一定要多穿一些，中午气温比较高时，可以适当减衣。可以在外套里面加一件易脱的夹衣如皮夹克、夹衫等，既保暖又方便。"春捂"应注意"下厚上薄"或重"捂"下肢。中医学认为，寒自下而生。所以足部和腿部一定要注意保暖。在重"捂"下肢的同时，可以加强下肢的锻炼，以促进血液循环。

春分是八节的第二个节气，宋代欧阳修写过一首《踏莎行》：

雨霁风光，春分天气。
千花百卉争明媚。
画梁新燕一双双，玉笼鹦鹉愁孤睡。
薜荔依墙，莓苔满地。
青楼几处歌声丽。
蓦然旧事心上来，无言敛皱眉山翠。

大好春光中，新燕成双成对，而玉笼中的鹦鹉却孤独成眠，孤独的何止鹦鹉，还有那孤独的歌女。

每年公历 3 月 20 或 21 日，太阳到达黄经 0 度（春分点）时开始。这天昼夜长短平均，正当春季九十日之半，故称"春分"。

《素问·至真要大论》曰："谨察阴阳所在而调之，以平为期。"意思是说，人体应该根据不同时期的阴阳状况，使"内在运动"也就是脏腑、气血、精气的生理运动，与"外在运动"即脑力、体力和体育运动和谐一致，保持平衡。

《素问·骨空论》曰："调其阴阳，不足则补，有余则泻。"传统饮食养生与中医治疗均可概括为补虚、泻实两方面，如益气、养血、滋阴、助阳、填精、生津为补虚；解表、清热、利水、泻下、祛寒、祛风、燥湿等方面则可视为泻实。中医养生实践证明，无论补或泻，都应坚持"调整阴阳，以平为期"的原则进行饮食保健，才能有效地防治很多非感染性疾病。

从立春节气到清明节气前后是草木生长的萌芽期，人体血液也正处于旺盛时期，在此节气的饮食调养，应当根据自己的实际情况选择能够保持机体功能协调平衡的膳食，禁忌偏热、偏寒、偏升、偏降的饮食误区，如在烹调寒性食物时，其原则必佐以姜、醋类温性调料，以防止菜肴性寒偏凉，食后有损脾胃而引起脘腹不舒之弊；又如在食用助阳类菜肴时常配以滋阴之品，以达到阴阳互补之目的。

【春分食疗粥】

1. 保肝健脾祛湿粥

材料：山药 100g，白扁豆 50g，红枣 5 颗，去心莲子 10 颗，山楂条 20g，葡萄干 20g。

功效：此粥最大的好处就是益气健脾，保肝祛湿。不但对于脾胃较为虚弱的人群有一定疗效，还能满足人们春分时节保肝健脾、祛湿的需求。

2. 菊花粳米粥

材料：菊花 15g，粳米 50g。

功效：散风热、清肝火、降血压。适用于头晕、头痛、目赤、疔疮肿毒、原发性高血压等。

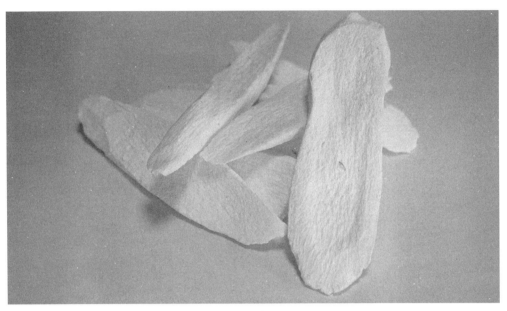

山药

3. 桑椹糯米粥

材料：桑椹 15g，糯米 50g。

功效：滋补肝阴，养血明目。适用于肝肾亏虚引起的头晕眼花、失眠多梦、耳鸣腰酸、须发早白等。

春分时期风多、风大，易感冒流涕，所以我们养生要多到户外锻炼身体，增强免疫力。在饮食方面，要根据自己的实际情况选择能够保持机体功能协调平衡的膳食。

仲夏苦夜短

唐代诗人孟浩然写过一首《夏日南亭怀辛大》的诗词：

> 山光忽西落，池月渐东上。
>
> 散发乘夕凉，开轩卧闲敞。
>
> 荷风送香气，竹露滴清响。
>
> 欲取鸣琴弹，恨无知音赏。

感此怀故人，终宵劳梦想。

黄昏时分，日影依山西落。月亮从东面慢慢升起，柔和的月光洒满池塘。微风从窗户吹进我躺卧的地方，头发轻舞飞扬。晚风中夹杂着荷花的幽香，露水滚落竹叶如时间的刻漏。看着墙上悬挂的古琴，知音少欲弹又止。微风、月光、花香、水声、良宵美景，远方的好友一切是否安好？对你的挂念即使在梦中也从未停止。越是良辰美景，作者越是想与好友知己分享。

从节气意义上讲，夏季从立夏（每年 5 月 5 日至 7 日之间）开始，到立秋结束；西方人则普遍称夏至至秋分为夏季。从气候学意义上讲，连续 5 天平均温度超过 22℃ 算作夏季，直到 5 天平均温度低于 22℃ 算作秋季。

《素问·四气调神大论》曰："夏三月，此谓蕃秀，天地气交，万物华实，夜卧早起，无厌于日，使志无怒，使华英成秀，使气得泄，若所爱在外，此夏气之应，养长之道也。逆之则伤心，秋为痎疟，奉收者少，冬至重病。"

在夏季的 4 月、5 月和 6 月，自然界呈现出一片繁荣秀丽的景象。在这个季节里，天地阴阳之气相互交通，一切植物都开花结果。为了适应这一环境，人们在生活方面，应该晚睡早起，不要厌恶白天太长，抱怨天气太热，应使心情保持

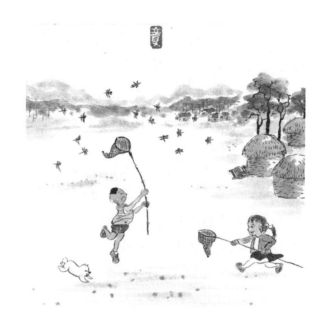

愉快而不要轻易激动和恼怒，精神要像自然界的草木枝叶繁茂、花朵秀美那样充沛旺盛。夏天阳热旺盛，身体应出些汗，使体内阳气能够宣通开泄于外。天气虽然炎热，但也不要长时间在阴凉的环境里休息，而要适当到户外活动，好像对室外环境特别爱好似的，这就是适应"夏长"之气来调养的方法与原则。如果违反了这个法则，心气就会受到伤害，到了秋天还会发生疟疾。这是为什么呢？因为夏天的"长"，是秋季"收"的基础。若夏天养生不当，"长"气不足，供给秋天收敛的能力差了，就会发生疟疾之类的疾病，到了冬至之时，病情就可能加重。

《月令七十二候集解》解释立夏为："夏，假也，物至此时皆假大也。"这里的"假"即"大"之意，是说春天的植物到这时已经长大了。《礼记·月令》，解释立夏曰："蝼蝈鸣，蚯蚓出，王瓜生，苦菜秀。"说明在这个时节，蝼蝈开始聒噪着夏日的来临，蚯蚓也忙着帮农民们翻松泥土，乡间田埂的野菜也都彼此争相出土日日攀长。

宋代诗人陆游写过一首《立夏》的诗词：

赤帜插城扉，东君整驾归。

泥新巢燕闹，花尽蜜蜂稀。

槐柳阴初密，帘栊暑尚微。

日斜汤沐罢，熟练试单衣。

红旗插满城内的窗扉迎接赤帝（夏天），太阳神准备驾车携着青帝（春天）归去。泥巴还是新的，燕子巢中欢闹；百花已经开尽，蜜蜂越加稀少。槐树和柳树，绿荫渐渐浓密；窗帘和窗牖，暑气依旧轻微。太阳西斜，洗个畅快惬意的澡后，熟练地试穿起夏天的衣裳。

中医学认为，心对应"夏"，在夏季，心阳最为旺盛，夏季需要更多地保养心脏。"心主神明，开窍于舌，其华在面。"心推动血液运行，养神、养气、养筋。人在午时能睡片刻，对于养心大有好处，可使下午乃至晚上精力充沛。

立夏过后，经过小满、芒种，就到了夏季的第四个节气夏至，唐代中期诗人权德舆写过一首诗《夏至日作》：

璿枢无停运，四序相错行。

寄言赫曦景，今日一阴生。

　　天上的星辰昼夜不息地转动，地面上的春夏秋冬四季更迭运行。春去夏又来，夏至过后逐渐昼短夜长，阴气开始萌动，秋冬慢慢会来到人间了。

　　夏至是一年里太阳最偏北的一天，是太阳北行的极致，是北半球北回归线及其以北地区白昼时间最长的一天，且纬度越高，白昼越长。如《恪遵宪度抄本》："日北至，日长之至，日影短至，至者，极也，故曰夏至。"

　　中国古代将夏至分为三候：一候鹿角解；二候蝉始鸣；三候半夏生。麋与鹿虽属同科，但古人认为，二者一属阴一属阳。鹿的角朝前生，所以属阳。夏至日阴气生而阳气始衰，所以阳性的鹿角便开始脱落。而麋因属阴，所以在冬至日角才脱落；雄性的知了在夏至后因感阴气之生便鼓翼而鸣；半夏是一种喜阴的药草，因在仲夏的沼泽地或水田中出生所以得名。由此可见，在炎热的仲夏，一些喜阴的生物开始出现，而阳性的生物却开始衰退了。

　　夏至养生要做到早睡、清淡饮食、劳而不倦、心情平静。早睡可使阳气归根，清淡饮食使阳气宣通；劳而不倦可使阳气不耗，心情平静使阳气勿扰。这样人体阳气不耗，一阴可生。白居易《消暑》诗说：

何以消烦暑，端坐一院中。

眼前无长物，窗下有清风。

散热有心静，凉生为室空。

此时身自保，难更与人同。

　　诗人认为在室内少放东西，心平气和坐于窗下，清风便会自然而来，凉爽也就由心而生了。

　　夏季养生，水也是人体内不可缺少的物质。由于天气炎热，人体内的水分蒸发消耗过快，需要及时补充水分，平时喝温开水最好，也可以饮用绿豆水、菊花茶等清暑药茶，出汗较多者可饮用糖盐水、茶水等，适当补充盐分和矿物质，以维持身体的电解质平衡，避免脱水。

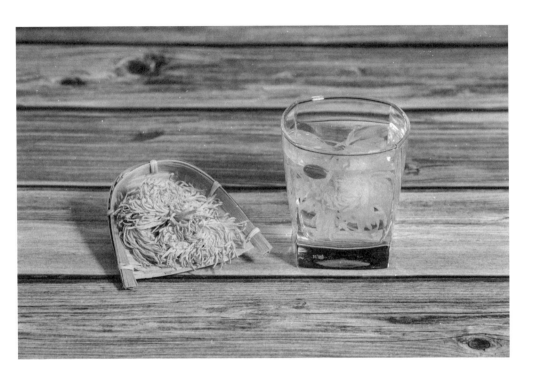

盛夏阳热下降，氤氲熏蒸，水气上腾，湿气充斥，故在此季节，感受湿邪者较多。在中医学中，湿为阴邪，其性趋下，重浊黏滞，易阻遏气机，损伤阳气，食疗药膳以清热解暑为宜。

中医学认为，绿豆味甘，性寒，有清热解毒、消暑、利尿、祛痘的作用。据《本草纲目》记载，绿豆"厚肠胃、作枕、明目，治头风头痛，除吐逆，治痘毒，利肿胀"。

中医学认为，冬瓜味甘、微寒、无毒，有清热毒、利小便、止渴除烦、祛湿解暑的功效，是一种解热利尿比较理想的日常食物。连皮一起煮汤，效果更明显。

苦瓜性平、味苦甘，能清热、消暑、生津、清心、明目。中医学认为，苦瓜生则性寒，熟则性温。生食清暑泻火、解热除烦；熟食养血滋肝、润脾补肾，能除邪热、解劳乏、清心明目、益气壮阳，还能缓解热病烦渴、中暑发热、痢疾、痱子等。

秋风吹不尽

秋风萧瑟天气凉，草木摇落露为霜……万里悲秋常作客，百年多病独登台……月落乌啼霜满天，江枫渔火对愁眠……

秋天是丰收的季节：金黄的麦穗、累累的果实给人们带来无尽的喜悦，同时也因气候转凉，秋风肃肃、落叶遍地，使人们产生对生命短暂的感慨；草木一秋，人生一世，俯瞰落叶知生命的短暂，仰望太阳叹朝露易晞。唐代诗人李商隐写过一首诗：

> 荷叶生时春恨生，荷叶枯时秋恨成。
>
> 深知身在情长在，怅望江头江水声。

我的春愁伴随着荷叶的春生而起；我的秋愁伴随着荷叶枯萎而凝结。只要身在人世，对你的情意就绵绵无绝期。多少惆怅，望不尽那滔滔江水。

悲秋情结除与季节变化有关外，也与人体的气血变化有重要关系。

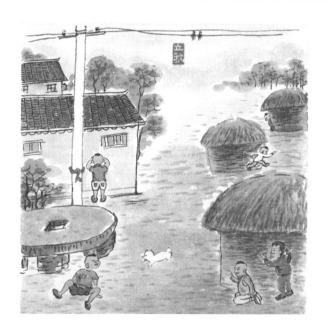

　　立秋是进入秋季的第一个节气，立秋是由热转凉的交接节气，也是阳气渐收，阴气渐长，由阳盛逐渐转变为阴盛的时期，是万物成熟收获的季节，也是人体阴阳代谢出现阳消阴长的过渡时期。秋分，秋季的第四个节气。秋分，"分"即为"平分""半"的意思，秋分日居秋季90天之中，平分了秋季，日夜等长。秋分节气作为昼夜时间相等的节气，人们在养生中也应本着阴阳平衡的规律，使机体保持"阴平阳秘"的原则，按照《素问·至真要大论》所说："谨察阴阳所在而调之，以平为期。"阴阳所在不可出现偏颇。秋内应于肺，肺在志为悲（忧），悲忧易伤肺，肺气虚则机体对不良刺激的耐受性下降，易生悲忧之情绪。

　　《素问·四气调神大论》曰："秋三月，此谓容平，天气以急，地气以明，早卧早起，与鸡俱兴，使志安宁，以缓秋刑，收敛神气，使秋气平，无外其志，使肺气清，此秋气之应，养收之道也。逆之则伤肺，冬为飧泄，奉藏者少。"

　　秋季，自然界呈现出一派丰收而平定的景象。秋风渐来，天高气爽，暑湿之气一扫而光。在这个季里，人们应该早睡早起，起床时间要比春季稍迟些，大体以与鸡活动的时间一致为适宜。精神情绪要保持安定平静，借以缓解秋凉之气对身体的束缚。但是，怎样才能做到安定平静呢？这就要收敛自己的思绪，控制自己的心情，而不急不躁，平静自然，使秋季肃杀之气不能伤害身体。而使肺气保持通利调畅。这就是与秋季相适应的，可以保养人体"收"气的方法与原则。如果违背了这个法则，肺气就会受到伤害，到了冬季还会发生完谷不化的腹泻病。这是为什么呢？因为秋季的"收"，是冬季"藏"的基础，若秋天阳气应当收而未能很好地收，到了冬天阳气应当藏而不能藏，于是就会出现阳虚腹泻的病症。

　　中医学认为，血汗同源、汗为心液，夏季大量汗出，人体消耗大，经过一个夏季，到秋季时人会心肺气虚；再加上夏季寒凉食物摄入过多，脾胃阳虚。

　　秋季燥主令，肺喜润恶燥，再加上夏季出汗过多，所以秋季容易肺阴不足，很多人表现为口、鼻、皮肤干燥等症状，秋季宜多吃生津增液的食物，比如芝麻、梨、藕、香蕉、苹果、银耳、百合、柿子、橄榄及鸭肉、猪肺、龟、鳖、蜂蜜、蔬菜等以润燥养肺，辛热麻辣、煎烤熏炸等食物宜少吃或不吃。中医有清热润肺之法，可用麦冬30g，菊花15g，煎水代茶饮用。

　　秋季的时候万物开始收敛、沉降，秋季人体的阴血下沉而阳气慢慢的内敛了，但由于夏季阴血消耗，阳气外泄，人体气机难以适应自然变化内收，会出现外不达而内不收，再加上境遇不佳，表现在情绪上就是焦虑不安，逢秋雨而化悲，如柳永《雨霖铃》：多情自古伤离别，更那堪冷落清秋节。登高而远思，杜甫在《登高》中写道：无边落木萧萧下，不尽长江滚滚来。万里悲秋常作客，百年多病独登台。笔者以为忧加思而为愁。所以"愁"的根源在肺脾之上，与肝又有密切关系，因为肝主疏泄，调畅气机。公元975年宋代灭南唐，南唐李煜亡家败国，被囚禁待罪于汴京。在抑郁孤独寂寞和失国之痛、去国之思中写下了《相见欢》：无言独上西楼，月如钩。寂寞梧桐深院锁清秋。剪不断，理还乱，是离愁。别是一般滋味在心头。

要解秋愁，就要补肺、健脾、疏肝。除了中药保健和食疗以外，循古人之纲要"使志安宁，以缓秋刑，收敛神气，使秋气平；无外其志，使肺气清，此秋气之应，养收之道也"。

也可以朗诵一些描写秋高气爽、天高云淡的诗词，高歌朗诵有调气凝神、缓解秋"愁"的作用。

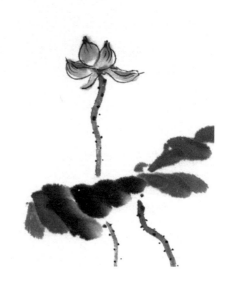

宋代诗人苏轼写过一首《赠刘景文》的诗：

荷尽已无擎雨盖，菊残犹有傲霜枝。

一年好景君须记，最是橙黄橘绿时。

荷叶枯萎荷花凋谢，残菊在花枝傲寒斗霜。一年中最好的光景你不要忘记，那就是橙子金黄、橘子青绿的秋末冬初的时节啊。深秋虽然萧瑟冷落，但也有硕果累累、成熟丰收的一面，这正是秋天的特色。如果把春夏秋冬比作人的一生，春如少年，生机勃勃；夏如青年，英姿飒爽，秋如中年，虽青春流逝，但也是人生成熟、大有作为的黄金阶段，珍惜这金秋时光，乐观向上、积极进取。

1935 年 9 月，红军攻克天险腊子口。10 月，红军在宁夏六盘山的青石嘴，又击败了前来堵截的敌骑兵团。当天下午，红军一鼓作气，翻越了六盘山。毛主席写了一首《清平乐·六盘山》咏怀之作：

天高云淡，望断南飞雁。不到长城非好汉，屈指行程二万。六盘山上高峰，红旗漫卷西风。今日长缨在手，何时缚住苍龙？

我们可以在这首作品中体味出当年岁月的艰辛以及领袖人物的宏大气概。

明月照积雪

我非常喜欢唐代诗人白居易写的《问刘十九》这首五言诗：

绿蚁新醅酒，红泥小火炉。

晚来天欲雪，能饮一杯无？

作者用直白的语言，把普通的生活场景刻画的如此之美。冬天的傍晚，北风凛冽，大雪即将来临。房间里我点起了红泥烧制的小火炉，端出新酿造的酒，好友今晚能否来我这里坐一坐？围炉夜话，笑谈古今。诗人善于在生活中发现诗情，用心去感悟生活中的诗意，在寒冷的冬天能感受到室内的温暖和友情的温暖。如果说白居易在衣食无忧的惬意生活中享受冬天的温暖，那唐代诗人刘长卿在《逢雪宿芙蓉山主人》中描述的冬天又是另一番场景：

日暮苍山远，天寒白屋贫。
柴门闻犬吠，风雪夜归人。

这首诗描绘的是一幅寒山夜宿图。写诗人投宿山村时的所见所感。暮色降临，青山遥远迷蒙。天寒地冻，简陋的茅舍在寒冬中更显得孤零零。柴门外忽传来犬吠声声，原来是有人冒着风雪归家。茅屋尽管简陋，在风雪中也能给人温暖。

从节气意义上来讲，冬季的开始是立冬。冬季的结束到立春，包含了立冬、小雪、大雪、冬至、小寒、大寒六个节气。以气温划分，五天平均气温稳定低于10℃算作冬季。

有一首诗《北风》："北风潜入悄无声，未品秋浓已立冬。又是一年寒岁至，

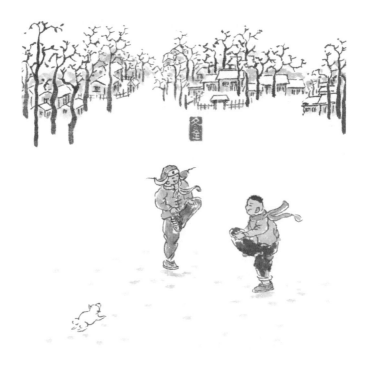

更深月落满河星。"立，建始也；冬，终也，万物收藏也。立冬是二十四节气中冬季的第一个节气。

冬至是冬天的第四个节气。南朝梁人崔灵恩撰写的《三礼义宗》中说道："（冬至）有三义，一者阴极之至，二者阳气始至，三者日行南至，故谓之冬至也。"冬至一阳生，冬至是"日行南至、往北复返"的转折点。

唐代诗人杜甫写过一首《小至》的诗：

> 天时人事日相催，冬至阳生春又来。
> 刺绣五纹添弱线，吹葭六琯动飞灰。
> 岸容待腊将舒柳，山意冲寒欲放梅。
> 云物不殊乡国异，教儿且覆掌中杯。

自然界的节气和人世间事逐日相催，冬至一到，阳气初动，春天也就快来了。刺绣姑娘添丝加线赶做迎春的新衣，律管内的灰相应飞出则知冬至已到。堤岸边的柳树等待腊月快点过去，为舒展枝条做好准备，山中阳气生发，腊梅冲破寒气傲然绽放。此地自然景物与故乡相差无几，让小儿斟满美酒，一饮而尽。

中医学认为，冬季属水，而人体的肾亦属水，到了冬季，肾较易受到伤害，所以冬季养生应顺应自然界和人体阳气下降潜藏的趋势注重补肾。饮食调养要遵循"秋冬养阴""无扰乎阳""虚者补之，寒者温之"的古训，随四时气候的变化而调节饮食。元代忽思慧所著《饮膳正要》曰："……冬气寒，宜食黍，以热性治其寒。"也就是说，少食生冷，但也不宜躁热，有的放矢地食用一些滋阴潜阳、热量较高的膳食为宜，同时也要多吃新鲜蔬菜以避免维生素的缺乏，如牛羊肉、乌鸡、鲫鱼，多饮豆浆、牛奶，多吃萝卜、青菜、豆腐、木耳等进补。

《素问·四气调神大论》曰："冬三月，此为闭藏。水冰地坼，勿扰乎阳，早卧晚起，必待日光，使志若伏若匿，若有私意，若已有得，去寒就温，无泄皮肤，使气亟夺，此冬气之应，养藏之道也。逆之则伤肾，春为痿厥，奉生者少。"

冬天的三个月是万物生机闭藏的季节。在这一季节里，水面结冰，大地冻裂，所以人不要扰动阳气，要早睡晚起，一定需等到日光出现再起床；使情志就像军

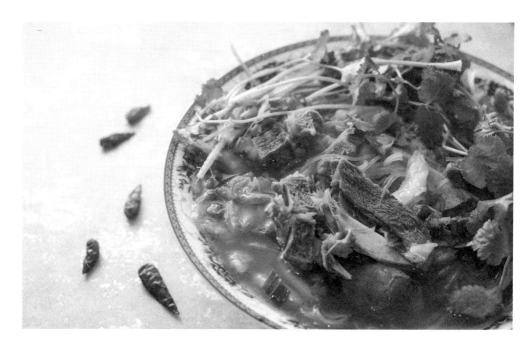

队埋伏、鱼鸟深藏，就像人有隐私、心有所获等一样；还要远离严寒之地，靠近温暖之所，不要让肤腠开启出汗而使阳气大量丧失。这是顺应冬气、养护人体闭藏功能的法则。违背这一法则，就会伤害肾气，到了春天还会导致四肢痿弱逆冷的病症。究其原因，是由于身体的闭藏功能在冬天未能得到应有的养护，以致供给春天时焕发生机的能量不足的缘故。

　　冬季要吃一些温热的食物补益阳气，如生姜、羊肉。《金匮要略》记载中药方剂——当归生姜羊肉汤，日常也可以作为食疗方：当归9g，生姜15g，羊肉500g。本方功能补养精血，散寒止痛。方中当归养血而行血滞，生姜散寒而行气滞，又主以羊肉味厚气温，补气而生血。

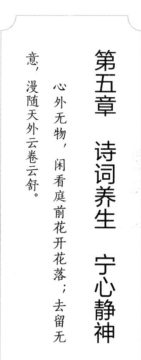

第五章 诗词养生 宁心静神

心外无物，闲看庭前花开花落；去留无意，漫随天外云卷云舒。

中医所说的"七情"指喜、怒、忧、思、悲、恐、惊七种情绪。在五行学说的影响下，《内经》将七情归纳为喜、怒、忧、思、恐"五志"。"情志"即是对七情五志的简称，相当于现代心理学中的情绪情感。

《灵枢·本神》曰："所以任物者谓之心，心有所忆谓之意，意之所存谓之志，因志而存变谓之思，因思而远慕谓之虑。"心为君主之官，神明出焉，天地之万物，都是吾心之所任。心中有所忆者，为意，意指心愿。意之所存者，为志，志指心愿所往。意为脾之神，志为肾之神。心神入脾土而为意，心神入肾水而为志。

人们的情志活动都与思有关，思而肯定则为喜，思而否定则为怒，思而担心则为忧，思而未及则为惊、恐，所以思是人类情感产生的中心。

情志的管理首先是心志的管理，心志宁静淡然、少私寡欲、无忧无虑、不喜不悲、不恐不惊，心安居宫中，洞察身体四方，主明则下安。

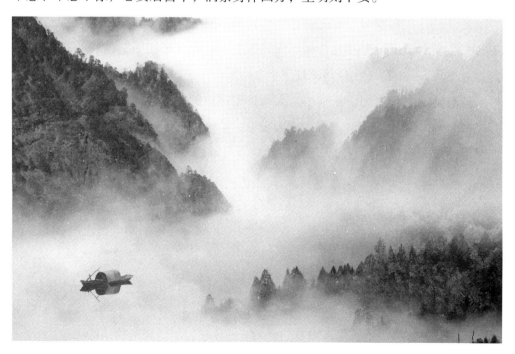

明代陈继儒《幽窗小记》写道："心外无物，闲看庭前花开花落；去留无意，漫随天外云卷云舒。"

可以多朗诵、抄写一些描述山水自然的诗词，可以使人心胸开阔，心意舒畅，虽居斗室而心游天地。

很喜欢读唐代诗人王维的五言诗，简单直白，平常的语言充满哲理，他的山水诗寥寥几句，却给人带来扑面而来的空旷和宁静，如一股清泉洗去心灵的浮尘，又如一味甘露滋润心灵。

"空山新雨后，天气晚来秋"，"明月松间照，清泉石上流"，把人们从闹市带到雨后的青山，空气清新，晚上在山间漫步，抬头看明月清辉洒在松树上，听清泉从石头上缓缓流过发出悦耳的声音。

在山间行走，山风吹来，"松风吹解带，山月照弹琴"，在这静谧的山谷中可以与明月为伴，弹琴高歌抒发情怀。

晚上山间如此宁静，"人闲桂花落，夜静春山空。

月出惊山鸟，时鸣春涧中"，桂花落地的声音应声入耳，月亮出来惊动了栖息的鸟儿。

王维是喜欢安静的，他在朝廷历任官员，家里应多有仆从，但他经常独坐，中年"独坐幽篁里，弹琴复长啸。深林人不知，明月来相照"，晚年"独坐悲双鬓，空堂欲二更。雨中山果落，灯下草虫鸣"。

王维是崇尚自然的，就像《辛夷坞》中描述的"木末芙蓉花，山中发红萼。涧户寂无人，纷纷开且落"。在山深人寂中，芙蓉花热烈自然地开放，凋谢时花瓣如缤纷红雨洒落深涧。它自开自败，顺应着自然的本性；它自满自足，在空寂的深山中闪烁生命的光辉。

王维是热爱生活的，窗前的梅树是他的牵挂："君自故乡来，应知故乡事。来日绮窗前，寒梅著花未？"王维是重视友情的，红豆是他的友情寄托："红豆生南国，春来发几枝。愿君多采撷，此物最相思。"

面对人生的无常，王维是坦荡、自然和乐观的，他在《终南别业》中的两句诗"行到水穷处，坐看云起时"——在山间信步闲走，不知不觉中，已到了溪水尽头，似乎再无路可走，坐在山石上看天上的风起云涌，又是别一番情趣。

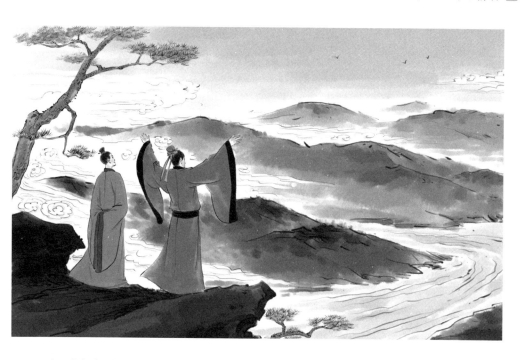

　　"行到水穷处"告诉我们面对"应尽便须尽"时应有坦然的心态;"坐看云起时"告诉我们"山穷水尽疑无路,柳暗花明又一村"的机遇无常。放下执念,把握当下,在当下做到物我两忘、物我一体之境,心安理得,心安自在。

山居秋暝

唐·王维

空山新雨后,天气晚来秋。

明月松间照,清泉石上流。

竹喧归浣女,莲动下渔舟。

随意春芳歇,王孙自可留。

酬张少府

唐·王维

晚年唯好静,万事不关心。

自顾无长策,空知返旧林。

松风吹解带，山月照弹琴。

君问穷通理，渔歌入浦深。

终南别业

唐·王维

中岁颇好道，晚家南山陲。

兴来每独往，胜事空自知。

行到水穷处，坐看云起时。

偶然值林叟，谈笑无还期。

辛夷坞

唐·王维

木末芙蓉花，山中发红萼。

涧户寂无人，纷纷开且落。

鸟鸣涧

唐·王维

人闲桂花落，夜静春山空。

月出惊山鸟，时鸣春涧中。

书事

唐·王维

轻阴阁小雨，深院昼慵开。

坐看苍苔色，欲上人衣来。

一千多年前的唐代洛阳城，夜晚寂静无尘，一轮明月高悬天空，月光如流水般透过小轩窗，把窗外的竹影投射在墙上。室内，已是满头白发的大诗人白居易，端坐几案，双手弹按着一张金徽玉轸古琴。边弹边唱："竹院新晴夜，松窗未卧时。共琴为老伴，与月有秋期。玉轸临风久，金波出雾迟。幽音待清景，唯是我心知。"

时间对每个人都是公平的，英雄已老、美人迟暮。白居易晚年得了风疾，行动不便，活动的半径由千里他乡缩小至洛阳履道里第，时常与刘禹锡诗词唱和，游历于龙门、香山寺等地。晚上更是与古琴为伴。在诗人的心中，古琴如老伴，如知音，如自己的心音跳动。

白居易五十多岁的时候，在杭州任职，常常在夜晚携琴畅游于西湖之上，他在《船夜援琴》一诗中写道："鸟栖鱼不动，月照夜江深。身外都无事，舟中只有琴。七弦为益友，两耳是知音。心静即声淡，其间无古今。"面对古琴如对师友、知音；在琴声中，诗人忘记了时间和空间，如霎那即永恒般的禅悟。

船夜援琴

唐·白居易

鸟栖鱼不动，月照夜江深。

身外都无事，舟中只有琴。

七弦为益友，两耳是知音。

心静即声淡，其间无古今。

万籁俱寂，鸟鱼俱息，明月倒映江中，拨动琴弦，烦恼尽释。心静如水。琴声入心，霎那即永恒。

冰天雪地寒江，没有行人、飞鸟，只有一位老翁独处孤舟，默然垂钓。整个大地覆盖着茫茫白雪，一个穿着蓑衣、戴着笠帽的老渔翁，乘着一叶孤舟，在寒江上独自垂钓。这洁、静、寒凉的画面却是一种遗世独立、峻洁孤高的人生境界的象征。

身处人世间，心情总不可能平静如水，总会有各种情绪的变化，需要自觉自知地去自我调整，可以多读一些让心智豁达、乐观的诗词，置自身于天地之间，行至水穷处，坐看白云起，豁达坦然。

江雪

唐·柳宗元

千山鸟飞绝，万径人踪灭。

孤舟蓑笠翁，独钓寒江雪。

渔翁

唐·柳宗元

渔翁夜傍西岩宿，晓汲清湘燃楚竹。

烟销日出不见人，欸乃一声山水绿。

回看天际下中流，岩上无心云相逐。

　　渔翁晚上停船靠着西山歇宿，早上汲取清澈的湘水，以楚竹为柴做饭。旭日初升，云雾散尽，四周悄然无声，渔翁摇橹的声音从碧绿的山水中传出。回身一看，他已驾舟行至天际中流，山岩顶上，只有无心白云相互追逐。

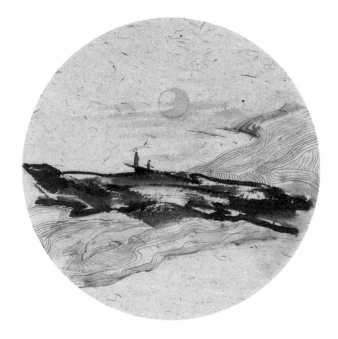

这首诗和《江雪》一样，都是寄托诗人自己的心情意趣的，不过《江雪》写的是静态，此诗却是一句一个场景，连续转换，流畅活泼，生动之至。两首诗一静一动，珠联璧合，完美无缺地把诗人所向往的那种遗世独立、回归自然、无拘无束、自由自在、自食其力、自得其乐的理想生活境界表现出来。应该可以算是浪漫主义诗歌的两篇杰作。

将进酒

唐·李白

君不见，黄河之水天上来，奔流到海不复回。

君不见，高堂明镜悲白发，朝如青丝暮成雪。

人生得意须尽欢，莫使金樽空对月。

天生我材必有用，千金散尽还复来。

烹羊宰牛且为乐，会须一饮三百杯。

岑夫子，丹丘生，将进酒，杯莫停。

与君歌一曲，请君为我倾耳听。

钟鼓馔玉不足贵，但愿长醉不复醒。

古来圣贤皆寂寞，惟有饮者留其名。

陈王昔时宴平乐，斗酒十千恣欢谑。

主人何为言少钱，径须沽取对君酌。

五花马，千金裘，呼儿将出换美酒，与尔同销万古愁。

这首诗非常形象地表现了李白桀骜不驯的性格：一方面对自己充满自信，孤高自傲；一方面在政治前途出现波折后，又流露出纵情享乐之情。诗词里，李白演绎庄子的乐生哲学，表示对富贵、圣贤的藐视。而在豪饮行乐中，实则深含怀才不遇之情。诗人借题发挥，借酒浇愁，抒发自己的愤激情绪。全诗气势豪迈，感情奔放，语言流畅，具有很强的感染力。

遇到失意的事情需要适当地发泄，但同时也要对自己充满信心，要有"天生我材必有用，千金散尽还复来"的自信、勇气和气吞山河的气概。

宋代文学家苏轼写过一首《定风波·莫听穿林打叶声》，写作背景是三月七日，作者在沙湖道上赶上了下雨，拿着雨具的仆人先前离开了，同行的人都觉得很狼狈，只有作者不这么觉得。过了一会儿天晴了，就做了这首词：

莫听穿林打叶声，何妨吟啸且徐行。竹杖芒鞋轻胜马，谁怕？一蓑烟雨任平生。

料峭春风吹酒醒，微冷，山头斜照却相迎。回首向来萧瑟处，归去，也无风雨也无晴。

不用注意那穿林打叶的雨声，何妨放开喉咙吟咏长啸从容而行。挂竹杖、穿芒鞋，走得比骑马还轻便，任由这突如其来的一阵雨吹打吧，不怕！

春风微凉吹醒我的酒意，微微有些冷，山头初晴的斜阳却应时相迎。回头望一眼走过来的风雨萧瑟的地方，我信步归去，不管它是风雨还是放晴。

苏轼在这里表达了这样一种哲理：心灵进入了充实富足宁静的境界，生活中的风雨或阳光，哪有什么区别呢？都微不足道。既不要因风雨而担惊受怕，也不要因阳光而欣喜若狂，一切都泰然处之。这是一种人生的大境界，是一种了悟宇宙、人生之后的大超越。这也反映出了苏轼的人格境界。

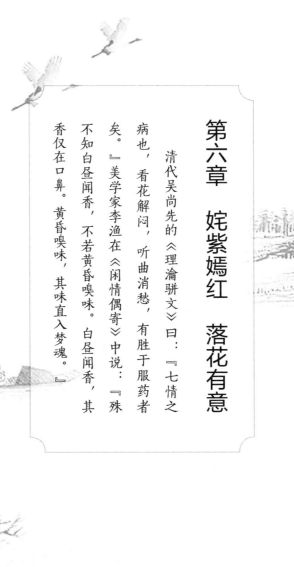

第六章　姹紫嫣红　落花有意

清代吴尚先的《理瀹骈文》曰：『七情之病也，看花解闷，听曲消愁，有胜于服药者矣。』美学家李渔在《闲情偶寄》中说：『殊不知白昼闻香，不若黄昏嗅味。白昼闻香，其香仅在口鼻。黄昏嗅味，其味直入梦魂。』

静听花开

大凡世间的人都是爱花的。爱它俏丽的容颜，爱它枝头的舞姿，爱它和风香暖，也爱它残香抱枝头、落红一地染。

买一束含苞待放的花插在水瓶中，不为欣赏，只为在夜深人静的时候，聆听花开的声音：那是花瓣缓缓舒展的音符，那是花瓣浅浅的私语，那是暗香渐渐弥漫的气息。这一香、一语、一气把你送进梦乡，梦乡只有花开。

黎明的光照耀着微开的花，人与花同醒。微开的花用薄嫩的羽衣承载着光和热，这股能量让明天的花开得更加舒展、更加芬芳。

盛开的花把它的美、它的香汇集成昨天的记忆。花瓣渐渐地失去水分，灰暗代替娇艳，枯萎代替丰满，桌上留下点点残红，枝头悬挂二三残瓣。花开自有期，不为谁留香。落红虽化尘，美已入人心。明天又有一束花再开于案头。

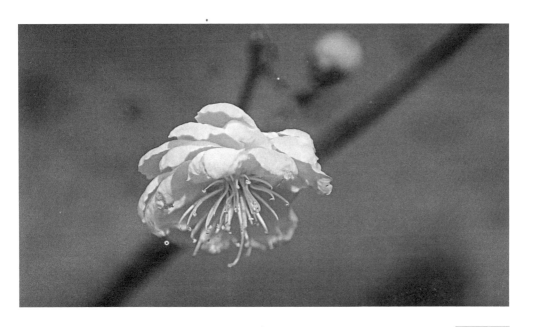

假日里，我时常漫步在四季如春的花城，道路两旁满是盛开的紫金花，粉红色的花瓣洒满草坪、墙角。抬头一片盛开的花朵，低头一片粉色的残云。我时常在想，这些落地的花瓣是盛开后自然衰败的呢，还是一夜风吹花满地？如果没有外来的风雨，哪一朵花愿意早早坠落？也因为有了风雨，依然在枝头绽放的花朵，一定是花中的强者。

愿我们都能像风雨中盛开的花一样做生活的强者，多一点感受生活的希望与光明，多一点拥有生命中的爱与美。

花很美，花亦可入药，请你跟随我的笔，去看三、四月的桃花、芍药和牡丹，品尝五月的雨润槐花，沐浴在八月桂花香中，感受九月的秋菊傲霜，一起去追寻雪地里的腊梅暗香。

桃之夭夭

形容一个少女明媚鲜艳、光彩照人的诗句，莫过于《诗经·桃夭》中的描述："桃之夭夭，灼灼其华。之子于归，宜其室家。桃之夭夭，有蕡其实。之子于归，宜其家室。桃之夭夭，其叶蓁蓁。之子于归，宜其家人。"清代学者姚际恒在《诗经通论》中说，此诗"开千古词赋咏美人之祖"。

千年以前，艳若桃李的女子要出嫁了，少女不仅貌美，而且心灵手巧，心地善良；她出嫁到夫家以后，家庭和睦，子嗣昌盛。

从《诗经》的"桃之夭夭，灼灼其华"到曹植的《杂诗七首·其四》"南国有佳人，容华若桃李"，再到崔护的《题都城南庄》"去年今日此门中，人面桃花相映红。人面不知何处去，桃花依旧笑春风"，桃花一直作为女性容貌美丽的象征。

桃花又因为花开易谢而成为青春易逝或命运坎坷的预兆，《红楼梦》里黛玉葬花时吟诵的诗《葬花吟》中就有一句"花谢花飞飞满天，红消香断有谁怜"，《红楼梦》第六十六回"情小妹耻情归地府，冷二郎一冷入空门"中，尤三姐为情自刎，曹雪芹写了一句："揉碎桃花红满地，玉山倾倒再难扶。"作者这句诗包含可怜、可惜、可叹，尤三姐魂魄终是"芳灵蕙性，渺渺冥冥，不知哪边去了"。

中国是桃树的原产地，《诗经·魏风》中就有"园有桃，其实之肴"的句子。早在《山海经·海外北经》记录的神话时代中，桃子就与"生命力"紧密相关。

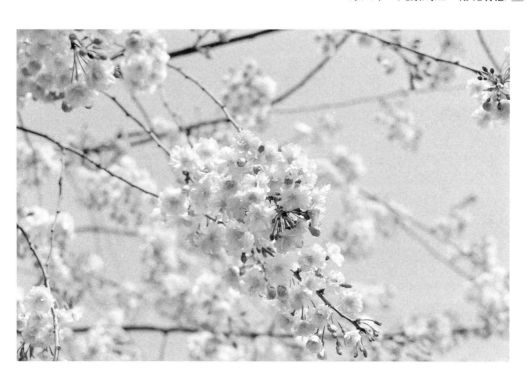

　　在夸父追日的故事结尾，这位用生命追寻真理的男子倒下了，"弃其杖，化为邓林"，清代毕沅的《经训堂丛书》解释道："邓林即桃林也，'邓''桃'音相近。"

　　桃树的果实桃子作为长寿的果实之一，在《神异经》里，作者东方朔这么描述："东北有树焉，高五十丈，其叶长八尺、广四五尺，名曰桃。其子径三尺二寸，小狭核，食之令人知寿。"《西游记》中更是把桃子作为仙果：王母娘娘的蟠桃园有三千六百株桃树。前面一千二百株，花果微小，三千年一熟，人吃了成仙得道。中间一千二百株，六千年一熟，人吃了霞举飞升，长生不老。后面一千二百株，紫纹细核，九千年一熟，人吃了与天地齐寿，日月同庚。这些描写都为孙悟空偷吃仙桃埋下了伏笔。民间有"桃养人，杏伤人，李子树下埋死人"的说法，从另一个侧面也反映了"桃子"的营养价值。

　　《随息居饮食谱》中记载桃子"补血活血，生津涤热，令人肥健，好颜色"。桃子含有较高的糖分，主要是果糖、葡萄糖、木糖和蔗糖，食之可让人皮肤红润有弹性。身体瘦弱的人经常食用桃子能够强身健体、丰肌悦色。药王孙思邈称桃子为"肺之果"，说肺病患者宜食桃子。桃子果肉汁多味美，含有丰富的蛋白质、糖类、维生素 B 族、维生素 C 及钙、铁、磷等成分，对多种肺病引起的干咳、慢性发热、咳血、盗汗等症起到了养阴生津、补气润肺的作用。

我国古人很早就认识到了桃花的美容价值。现存最早的药学专著《神农本草经》里提道，桃花具有"令人好颜色"之功效。明代李时珍《本草纲目》中记载桃花能"利宿水痰饮，积滞。治风狂"。清代王孟英《随息居饮食谱》记载桃花"补心、活血、生津涤热"。桃花味苦，平，无毒；归心、肝、大肠经。功效主要为利水，活血，通便。可用来治疗水肿，脚气，痰饮，积滞，二便不利，经闭。内服：煎汤，3～6g，或研末。外用：捣敷或研末调敷。

《本草纲目》卷二十九引《集验方》记载有桃花散：桃花、葵子、滑石、槟榔各等份研为末。每服二钱，空心葱白汤调下。主治产后秘塞，大小便不通。

牡丹国色

唐代诗人白居易曾创作过一首怜惜牡丹花诗词："惆怅阶前红牡丹，晚来唯有两枝残。明朝风起应吹尽，夜惜衰红把火看。"我们仿佛看到诗人在暮春时节、雨过黄昏后，惆怅地面对两朵残存枝头的牡丹花，鲜花带露，娇弱无力；诗人联想到明天大风吹起，牡丹花应残红落尽，便在晚上举着烛火观赏着美丽将逝的花朵。

这首诗表面上写诗人赏花、爱花、惜花，诗人从花的盛衰也感悟出青春短暂，时光易逝。在时间面前，再美好的事物都有保质期，即使晚上秉烛守望也无法阻止牡丹花的凋谢，青春美丽的容颜在岁月的侵蚀中也会两鬓斑白、皱纹满布。

牡丹花朵肥硕、花瓣层次多，色彩艳丽，它明艳饱满富贵，给赏花的人带来厚重的力量和热情。唐代的另一位诗人刘禹锡就说过："唯有牡丹真国色，花开时节动京城。"这首诗的前两句先用芍药、荷花做铺垫："庭前芍药妖无格，池上芙蕖净少情。"庭院中的芍药花艳丽虽艳丽，但格调不高；池面上的荷花明净倒是明净，却缺少热情。只有牡丹才是真正的天姿国色，到了开花的季节引得无数的人来欣赏，惊动了整个京城。千年以前的长安城，暮春时节，群芳凋谢，牡丹独开，享尽春光，占断万物之风光，无怪人称牡丹是"国色天香"。

牡丹花又名木芍药、洛阳花，单生，大朵，一般有红、白、紫三色。牡丹花在 4～5 月采收，鲜用或干燥后使用；其味苦、淡，性平，可用于妇女月经不调，经行腹痛。一般内服，每次用量 3 ～ 6g。

牡丹的干燥根皮称为牡丹皮。产于安徽、山东等地。秋季采挖根部，除去细根，剥取根皮，晒干。生用或炒用。《本草纲目》曰："滋阴降火，解斑毒，利咽喉，通小便血滞。后人乃专以黄柏治相火，不知丹皮之功更胜也。赤花者利，白花者补，人亦罕悟，宜分别之。"

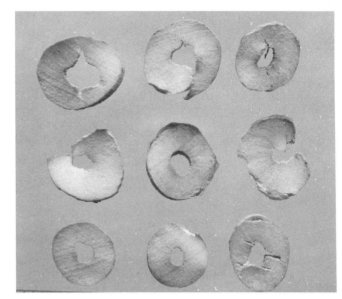

牡丹皮

牡丹皮味苦、辛，性微寒。归心、肝、肾经，具有清热凉血、活血化瘀的功效。主治热入营血，温毒发斑，吐血衄血，夜热早凉，无汗骨蒸，经闭痛经，跌仆伤痛，痈肿疮毒。内服用量 6 ～ 12g，脾胃虚寒泄泻者忌用。

醉卧芍药

《红楼梦》第六十二回"憨湘云醉眠芍药裀 呆香菱情解石榴裙"有一段描写："果见湘云卧于山石僻处一个石凳子上，业经香梦沉酣，四面芍药花飞了一身，满头脸衣襟上皆是红香散乱，手中的扇子在地下，也半被落花埋了，一群蜂蝶闹穰穰地围着她，又用鲛帕包了一包芍药花瓣枕着。众人看了，又是爱，又是笑，忙上来推唤挽扶。湘云口内犹作睡语说酒令，唧唧嘟嘟说：泉香而酒洌，玉盏盛来琥珀光，直饮到梅梢月上，醉扶归，却为宜会亲友。"

这一回描写的是湘云和小姐妹们一起玩，大家行酒令，兴致很高，难免多喝了几杯。等到散席的时候，大家发现湘云这个小丫头不知跑到哪里去了，以为她出去了一会就回来，但是一大群人在屋里左等右等也没盼到湘云这丫头回来。所以一群人便相拥着出来找寻史湘云的踪迹。大家都有点微醉，平儿就说早早收了吧，免得等湘云这丫头回来再是一阵猛灌，伤不起。探春不想扫了兴致就劝道：没事，我们悠着点喝就行了。

这时走进来一个小丫头说找着湘云了，这姑娘在后花园的青石板上呼呼大睡呢。大家一听，立马来了兴致，纷纷笑着要去看看云丫头到底又闹出了什么笑话。一行人赶到后花园，发现湘云侧卧在青石板上，睡得很是香。旁边的芍药在风中飘落，散在史湘云的身上。她的脸上、头上、衣服上都是芍药的花瓣，花瓣映衬着湘云的衣服，画面实在太美。连她手中的扇子掉在地上都被花埋了一半，更有蝴蝶蜜蜂相伴周边。醉酒的史湘云嘴里还念叨着酒令。

史湘云醉卧芍药花丛中，头枕花瓣、落花如衣，香风习习，蜂蝶飞舞，真是一幅人花合一的人间仙境图，所以很多仕女图都以湘云醉卧芍药裀为题材。

我经常想，曹雪芹在创作这一章时，为什么让湘云醉卧芍药花，而不是其他花卉呢？可能因为芍药开花较迟，花期在4～5月。这时别的花卉都相继凋谢，而这个故事情节发生在4月中旬，芍药花开得正盛之时。

《诗经·郑风》中有"维士与女，伊其相谑，赠之以芍药"的记载。古代男女交往，以芍药相赠，表达结情之约或惜别之情，故芍药又称"将离草"。

唐代诗人白居易写过一首诗《感芍药花寄正一上人》：

今日阶前红芍药，几花欲老几花新。

开时不解比色相，落后始知如幻身。

空门此去几多地？欲把残花问上人。

今天台阶前的红色芍药，有几朵花快要凋落，又有几朵即将开放。盛开的时候只想争奇斗艳，零落的时候才知道盛开与凋谢如刹那幻灭。像这样离悟道人生还有多远呢？我想要拿着残败的花朵请教高僧生死的距离。

芍药花有养血柔肝，散郁祛瘀，改善面部黄褐斑、皮肤粗糙衰老，泄热，强五脏，散恶血，调经等功效。可以治疗内分泌紊乱引起的雀斑、黄褐斑、暗疮，促进新陈代谢，提高机体免疫力，延缓皮肤衰老。

芍药又分为白芍和赤芍，白芍和赤芍入药的部分是其根部。白芍的根部是白色的，干燥后，仍旧雪白无瑕，其表面的纹理较为细腻光滑；赤芍干燥后颜色呈现出浅浅的红褐色，尤其是边缘位置，其纹理也比较清晰，有点像干燥后的树根。

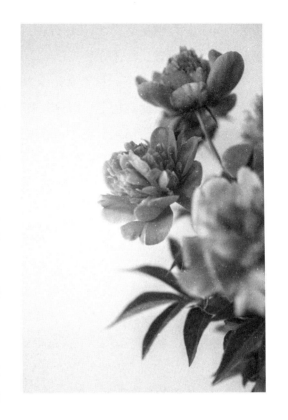

白芍味苦、酸，性微寒，归肝、脾经，有养血调经、敛阴止汗、柔肝止痛、平抑肝阳的功效。赤芍味苦，性微寒，归肝经，有清热凉血、散瘀止痛的功效。

《本草纲目》记载："白芍药益脾，能于土中泻木。赤芍药散邪，能行血中之滞……白者色在西方，故补；赤者色在南方，故泻。"

《伤寒论》中载有芍药甘草汤：白芍药12g，炙甘草12g。方用芍药，养血益阴，缓急止痛；炙甘草补中益气，资气血生化之源，另能缓急止痛，助芍药缓挛急、止腹痛。功效养血益阴，缓急止痛。主治阴血不足，血行不畅，腿脚挛急或腹中疼痛等。

雨润槐花

槐树这一生长在北方的高大树种，不管土壤如何贫瘠，环境如何恶劣，都傲然挺立在门前、庭院或街道。槐花千年，开放在唐诗宋词中。唐代诗人白居易的诗中有十五首提及槐花：雨后的"槐花新雨后"，夕阳西下的"日暮槐花里"，初夏的"蝉鸣槐花枝"，暮春的"槐花满田地"，雨夜的"夜雨槐花落"，独立佛堂的"静任槐花满地黄"……宋代词人刘辰翁在《金缕曲》中写道"月入宫槐槐影淡，化作槐花无数"。清代诗人纳兰性德在《点绛唇·小院新凉》中有一句："西风恶，夕阳吹角，一阵槐花落。"槐花在黄昏，在月夜，在雨中，在静默的季节中，寄托着诗人的所思所想、所念所系。

小时候，住在乡下，村里有几棵大槐树，每到四五月份，槐花盛开的时候，大人们搭上梯子，爬到树上，用剪刀剪下一簇簇槐花，孩子们在树下把剪下来的槐花放在篮子里，带回家后把槐花冲洗干净，加面粉搅拌，放在锅里蒸，就是槐花疙瘩，吃一口，满满春天的感觉。

中医学认为，槐花味苦，性微寒，归肝、大肠经；入血敛降，体轻微散；具有凉血止血、清肝泻火的功效；主治肠风便血，痔血，血痢，尿血，血淋，崩漏，吐血，衄血，肝火头痛，目赤肿痛，喉痹，失音，痈疽疮疡。

槐花苦寒沉降，凉血止血，适合下焦出血、便血、痔血；槐花清肝泻火，对于肝火上炎或肝阳上亢的头昏、头痛、眩晕有明确疗效。

春季肝气升发，肝火易胜，人们情绪容易波动，用槐花泡水可以清肝火。所以老百姓在槐花当令时节用槐花做成面点食用也是天人相应的食疗养生智慧。

槐树千年，在四季的轮回中俯瞰着树荫下的百姓，以自身顽强的生命力感召着人类生命传承的生生不息。

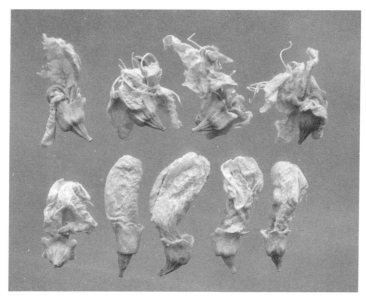

槐花

月中金桂

每当月明星稀之时，抬头望月，就想起吴刚斫桂的传说：相传月宫里有一个人叫吴刚，是汉朝西河人，曾跟随仙人修道，到了天界，吴刚犯了错误，仙人把他贬谪到月宫，每天都砍伐月宫前的桂树，以示惩处。月宫里的桂树生长繁茂，有五百多丈高，每次砍下去之后，被砍的地方又会立即合拢。

《太平御览》引《淮南子》云："月中有桂树。"所以后世诗人有很多描写月中桂树的诗词：唐代宋之问的"桂子月中落，天香云外飘"，李商隐的"昨夜西池凉露满，桂花吹断月中香"；宋代杨万里的"不是人间种，移从月里来。广寒香一点，吹得满山开"等。

桂树在天上是"仙树"，在人间则是"科举高中树""贵人树"。古人称科举高中为"蟾宫折桂"，如白居易先考中了进士，他的堂弟白敏中后来中了第三名，白居易写诗祝贺道："折桂一枝先许我，穿杨三叶尽惊人。"元施惠的《幽闺记·士

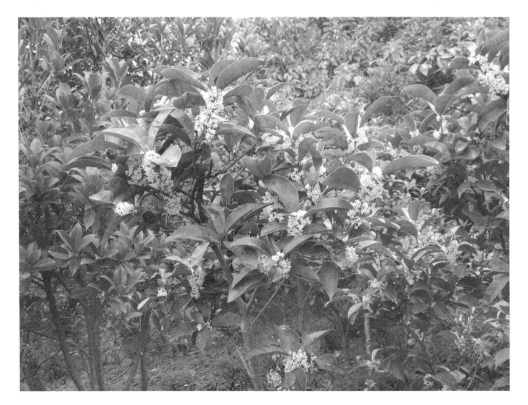

女随迁》曰："镇朝经暮史，寐晚兴夙，拟蟾宫折桂之梯步。"诗人用"蟾宫折桂"形容科举及第。

桂花开于秋天，秋天属金，桂花亦称"秋香"。桂花为黄色，细如粟粒，故又有"金粟"之名。

如今，桂花树已成为常见的绿化树种植在小区或道路两旁。每当桂花盛开的时候，我会踏着一丝晨光来到小区的花园追寻繁华中的从容，闹市中的静谧。一阵花香时浓时淡、时有时无飘然而来。这是哪棵树散发的香气呢？细细寻去，在花园的四处散种着一些桂花树，新开的桂花一小簇一小簇藏在叶子下面，偷偷地释放暖香。看，一株、二株……追寻着淡淡的黄、淡淡的白，竟然不知不觉地转悠了大半个园子。

香清溢远，让你忍不住去追寻；瓣小色嫩，让你忍不住去守护。一树树桂花，让你不觉得岁暮将至；一阵阵暗香，为寒冬添色。亭亭岩下桂，透过密叶千层绿，花开万点黄染深秋。

过几天就是重阳节了，立冬节气紧随其后。北方将会树叶凋零枯枝稀，寒气相逼催衣急。桂花却以一种淡然的姿态，不畏风霜，自开自落，香沁大地。

我住的房子与平台花园相通，回到家里，透过纱窗，惊喜地发现窗户外面几株桂树随风摇曳，几簇细小的桂花正朝着窗户开放，一只小猫从窗前溜过，它是在捕捉花的清香吗？

一缕阳光照在窗边的古琴上，我突然悟道，绕梁的琴声难道不是花开手上？缥缈的琴音难道不是阵阵的清香？

一支淡贮书窗下，琴与花心各自香。静下心来才能觉悟自然的馈赠，宁下神来才能聆听花开花落。

桂花也是一味中药，性温，味辛。归肺、脾、肾经，有温肺化饮，散寒止痛的功效。内服：煎汤，3～9g；或泡茶。主治痰饮咳喘，脘腹冷痛，肠风血痢，经闭痛经，寒疝腹痛，牙痛、口臭。

桂花茶有温补阳气之功效。对于口臭、视觉不明、荨麻疹、十二指肠溃疡、胃寒胃痛有预防和治疗作用。

冲泡桂花的量也不宜太多，水温一般在85℃左右就可以了，先少倒一点水，让花和茶都充分滋润一下，最后再把水注满玻璃杯，浸泡 2 ～ 3 分钟便可以喝了。便秘者、糖尿病患者、孕妇不宜饮用。

秋菊傲霜

想必大多数人都喜欢花，那柔顺色彩渐变的花瓣，富有生机，在露珠、阳光的衬托下释放着生命的色彩，再高明的晕染技术都无法达到这灵性的颜色。难怪诗人屈原写下了"朝饮木兰之坠露兮，夕餐秋菊之落英"这美妙的句子，木兰之坠露必带有兰之幽，秋菊之落英必带有菊之香。

我喜欢嗅菊之苦香，香气中夹杂着苦涩，正因为这淡淡的苦，才能在我的杯中舒展，才能让我清醒于岁月。

每到春天，我都习惯于在茶杯中与菊花做一次相遇，在滚烫的水中，它上下翻滚，像凤凰涅槃一样，缓缓地打开水袖，捧出金色的花蕊，盛开于杯中的水面，散出香，发出热，捧出爱。我接收着菊花无私的爱与奉献，默默地听着它的诉说：曾傲霜而立，使秋天充满诗意；曾路边盛开，装点着荒原小路，使秋不再肃杀清冷，使远行人能折花相赠。它以顽强的生命力装点着院前屋后。

对着这水中的仙子，我也表达了我的敬仰与爱慕。菊花在寒霜中绽放，即使枯萎也抱香枝头。宋代朱淑真就写过一首《黄花》的诗词："土花能白又能红，晚节犹能爱此工。宁可抱香枝上老，不随黄叶舞秋风。"

试问这世上有哪一种花在盛开和凋谢的时候是同一种颜色？告诉它我曾经在路边采摘它，把它放在我的书桌案头，它让无花的岁月充满春意，把灰色染成彩色。爱慕它的清新自然，毫无造作粉饰，浑然天成。告诉它对我的种种启示，坚强、勇敢、不畏严寒、遗世独立，在任何时候都不会失去纯真的自己，上进的自己。

花与人共语。生命如花，我们每个人都会开花，兴奋于花期，也许我们的花在自然的长河中仅仅是昙花一现，但谁能否定他的存在？就像我现在对着杯中的菊花，谁能说它不是屈原、陶渊明、唐太宗、杜甫、白居易、苏轼笔下的菊花呢？从"采菊东篱下，悠然见南山"到"雨荒深院菊，霜倒半池莲"；从"耐寒唯有东篱菊，金粟初开晓更清"，到"阶兰凝暑霜，岸菊照晨光"。菊花从金銮殿盛开到篱笆墙，从帝王家到百姓屋，它用柔弱的骨散发金色的幽香，肩负着千年的责任，从历代文人的笔下盛开到我的杯中，使我有幸在最美好的清晨、在露珠掩映中与它相遇，那一刻我不仅遇到了菊花，也遇到了生命，在生命的背后再一次对人生解读。

　　药用菊花味甘、苦，性微寒，具有清热散风，平肝明目，清热解毒的功效。用于治疗风热感冒、头痛眩晕、目赤肿痛、眼目昏花等疾病。根据产地和加工方法的不同，可分为五种：贡菊、杭菊、滁菊、亳菊、怀菊，功效有所差别。贡菊含有丰富的维生素A，能缓解眼疲劳，维护眼睛健康；杭菊可以清热解毒消暑；滁菊可治疗目赤肿痛，头痛眩晕；亳菊可以疏风散热，解暑明目；怀菊可以抗病毒，杀菌消炎，预防肿瘤，防止细菌感染，提高机体免疫力。菊花性寒，气虚胃寒、食少泄泻之病，宜少用之。阳虚或头痛而恶寒者均忌用。

　　在田间地头、路边，经常可以看到一些野菊花，随风摇曳，展示出旺盛的生命力。宋代景焕于《牧竖闲谈》中曰："真菊延龄，野菊泄人。"野菊花苦寒之性胜于白菊花及黄菊花，独擅清热之功，一般用于治疗疔疮痈肿，头痛眩晕，目赤肿痛。中医学认为野菊花具疏散风热、消肿解毒、抗感染、抗病毒的功效。

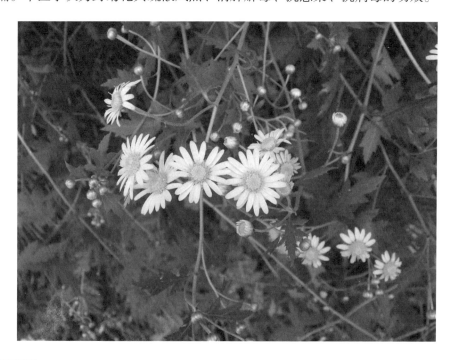

腊梅暗香

我非常喜欢诵读宋代文豪王安石的一首诗《梅花》："墙角数枝梅，凌寒独自开。遥知不是雪，为有暗香来。"我们可以想象，下了一夜的雪，诗人一大早推开房门，看到墙角数枝梅花，冒着严寒独自开放，尽管梅花的花朵被白雪覆盖，但幽香依然扑鼻而来。在寒冷的冬季，百花皆衰，梅花独自绽放，芳香四溢，给萧杀的冬季平添风采，更给人们燃起了春的希望。宋代陈亮有四句梅花诗："一朵忽先变，百花皆后香。欲传春信息，不怕雪埋藏。"把梅花比作春的使者。

以花喻人，梅花被赋予坚贞、高洁、不同流合污的诸多品质。宋代词人陆游就写过一首《卜算子·咏梅》：

驿外断桥边，寂寞开无主。已是黄昏独自愁，更著风和雨。无意苦争春，一任群芳妒。零落成泥碾作尘，只有香如故。

驿外断桥、暮色黄昏、风雨兼顾，零落成泥碾作尘的梅花，芳香依然。这首词把梅花遗世独立、高洁高贵的精神推向极致。

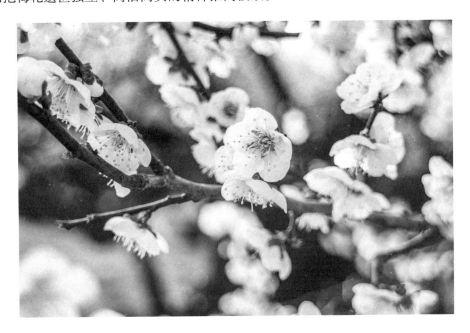

毛主席读了陆游的《咏梅》词后，反其义而用之，在 1961 年 12 月写了一首《卜算子·咏梅》："风雨送春归，飞雪迎春到，已是悬崖百丈冰，犹有花枝俏。俏也不争春，只把春来报。待到山花烂漫时，她在丛中笑。"

一扫陆游《咏梅》的愁苦之情，以博大的胸襟、乐观的情怀常赞梅花在悬崖百丈冰中的俏丽身姿，做春的使者，当山花烂漫之时，已化作春泥的梅花在草丛中笑看人间。

梅花芳香怡人，它还是一味中药：初春花未开放时采摘，及时低温干燥。入药以白梅花为主，性味微酸、平，归肝、胃、肺经，有疏肝和中、化痰散结的功效。用于肝胃气痛，郁闷心烦，梅核气，瘰疬疮毒。

【《本草纲目拾遗》记载 】

1. 梅花蛋

鸡蛋 1 个，一端开孔，放入绿萼梅 7 朵，封口，饭上蒸熟。去梅花食蛋，每日 1 个，连服 7 日。此取绿萼梅疏肝理气以散结。用于瘰疬不消。

2. 梅花粥

粳米 30～60g，煮成稀粥，加绿萼梅 3g，再煮至花刚熟即成，一次服用。此取绿萼梅"助（脾胃）清阳之气上升"，粳米养胃气。用于素体脾胃虚弱、湿犯脾胃之清阳不升，以致脘闷、食欲减退。

《本草纲目》载有梅花茶：绿萼梅 3～6g，蜂蜜适量。用沸水浸泡，代茶饮。本方取绿萼梅清热生津、除烦，蜂蜜清热润燥。用于暑热或热伤胃阴所致的心烦口渴。

丁香结愁

有一年广州购书中心搞活动，有一个朋友朗诵近代诗人戴望舒的《雨巷》，邀请我做古琴伴奏，记得那一天我弹奏的是古琴曲《忆故人》，在低沉舒缓、缠绵悱恻的琴声中，朋友声情并茂地朗诵着：

撑着油纸伞，

独自彷徨在悠长、悠长又寂寥的雨巷，

我希望逢着一个丁香一样地结着愁怨的姑娘。

她是有丁香一样的颜色，

丁香一样的芬芳，

丁香一样的忧愁，

在雨中哀怨、哀怨又彷徨……

丁香结愁，可以从唐代诗人李商隐的诗词中找出一些痕迹：

代赠二首·其一

楼上黄昏欲望休，玉梯横绝月中钩。

芭蕉不展丁香结，同向春风各自愁。

我觉得古诗词的魅力在于词与词之间会留白，这些留白给读者以联想的空间。这首诗的时间是黄昏，黄昏时分倦鸟归巢，远行的亲人至今未归，主人公登上高楼远眺，明月如钩，爱人未归，玉梯有尽情无尽。低头看见芭蕉的蕉心还未展开，丁香也结着花蕾，它们和我一样相思无处诉说，就把这愁思诉说给春风吧，春风无处不在，可传递消息。

五代李璟的《摊破浣溪沙·手卷真珠上玉钩》里有二句非常有名，为后人所传唱："青鸟不传云外信，丁香空结雨中愁。"原词如下：

手卷真珠上玉钩，依前春恨锁重楼。风里落花谁是主？思悠悠。青鸟不传云外信，丁香空结雨中愁。回首绿波三楚暮，接天流。

卷起珠帘，依楼远望，我的春愁弥漫在整个阁楼。落花随风飘荡，它的归宿在何处？思绪一片，没有你的消息，看着雨中的丁香，仿佛结着我的愁怨。回头眺望暮色里的三峡，江水从天而降，我的愁思如一池江水奔腾不尽。丁香结着愁思，宁静、寂寥、优雅美丽，仿佛美女西施手捂胸口、眉头紧锁、缓步前行，展现的是另一种美。

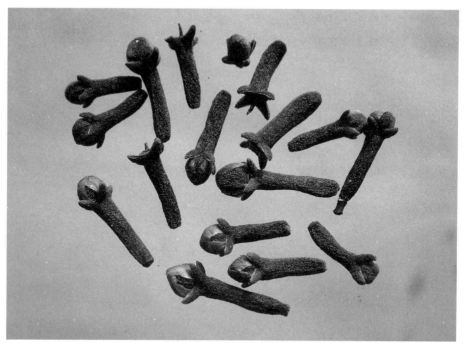

丁香

丁香也是一味中药：当花蕾由绿色转红时采摘，晒干。味辛，性温。归胃、脾、肾经。功效温中降逆、补肾助阳。用量1～3g，煎服。用于治疗脾胃虚寒、呃逆呕吐、食少吐泻、心腹冷痛、肾虚阳痿等症。

丁香花香气袭人，具有醒酒的作用。《本草纲目》载："丁香杀酒毒。"清代诗人邹升恒在《丁香和韵》中也有句云："傍檐结密人难折，拂座香多酒易醒。"说的是丁香树高茂密，柔枝交抱，难以拆分；浓郁的香气拂面而过，使多喝了酒的人酒醒神清。

《本草再新》谓其"开九窍，舒郁气，去风，行水"，有醒神开窍之功，可用于湿浊之邪阻蔽清窍，扰乱神明引起的神志错乱，痰声辘辘，恶心呕吐，舌苔白腻，脉沉滑等症。

《太平圣惠方》记载有丁香散。丁香、枇杷叶各6g，青皮、茯苓、人参、桂心、半夏各12g，姜、枣，水煎，每日1剂，分2次食前服，治膈气呕逆，不能下食，脾胃气弱，四肢乏力。

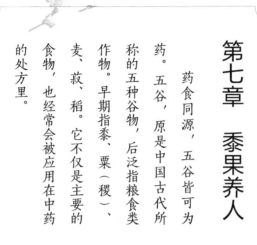

第七章 黍果养人

药食同源，五谷皆可为药。五谷，原是中国古代所称的五种谷物，后泛指粮食类作物。早期指黍、粟（稷）、麦、菽、稻。它不仅是主要的食物，也经常会被应用在中药的处方里。

黍可酿酒

黍子，又称"糜子"，去皮后北方一般叫黄米，煮熟后比小米黏性更强。黍是最早被中国北方先民驯化的植物，由野生黍驯化而来，黍耐寒、耐旱，适合北方地区的气候条件，更可贵的是，黍的生长期很短，适应性强，可以作为处女地首选作物，因此非常适合那些漂泊不定的人群在新开荒地种植，这吻合了农业起源时期人们仍然不够稳定的生活方式。《诗经·魏风·硕鼠》就有"硕鼠硕鼠，无食我黍"的诗句，所以黍是我们祖先早期种植的农作物。

秦始皇统一中国后，选中等大小的黍子，用横排100粒的长度定义了一尺的标准，并用一尺为单位制作成斗，统一了重量单位，还用长度单位制定了阴历。一直到今天，黍仍然广泛分布于山西、陕西及河北一带，是制作黄糕的主要原料，也是酿酒的好原料。

孟浩然在《过故人庄》一诗中有"故人具鸡黍，邀我至田家"，王安石在《后元丰行》写道："麦行千里不见土，连山没云皆种黍。"

崔豹的《古今注·草木》曰："稻之黏者为黍。"黍性黏，可酿酒。《吕氏春秋·权勋》记载："临战，司马子反渴而求饮，竖阳谷操黍酒而进之。"说明在春秋时期，人们就学会了用黍来酿酒。

酒素有"百药之长"之称，《素问·汤液醪醴论》中的汤液和醪醴，都是以五谷作为原料，经过加工制作而成。古代以五谷熬煮成的清液，作为五脏的滋养剂，即为汤液；用五谷熬煮，再经发酵酿造，作为五脏病的治疗剂，即为醪醴。

古代的这种汤液醪醴，对后世方剂学的发展，有很深的影响。例如现代所用的汤剂、酒剂，以及方药中使用的粳米、秫米、薏米、赤小豆等，都是直接从《内经》的汤液醪醴发展而来的。

酒味甘、苦、辛，性温，入心、肝、肺、胃经。通血脉，御寒气，行药势。

治疗风寒痹痛，筋脉挛急，胸痹，心腹冷痛。阴虚、失血及湿热甚者忌服。过敏人群不宜喝酒。

许多中药需要用酒来协助加工，酒炙法也是中药常用炮制方法之一。酒炙法可以改变药性，引药上行，如大黄、黄连、黄柏等；又可增强活血通络作用，如当归、川芎、桑枝等；还能矫臭去腥，如乌梢蛇、蕲蛇、紫河车等。

比如大黄生品：苦寒沉降，泻下峻烈，具有攻积导滞、泻火解毒的作用。酒炙后可缓和大黄苦寒泻下之性，引药上行，清上焦实热。当归生品质润，长于补血，调经，润肠通便。酒炒当归可增强活血通经、祛瘀止痛的作用。

酒更是文人墨客喜爱的饮品之一。在酒的作用下，可以抒发各种情绪：杜甫的喜悦"白日放歌须纵酒，青春作伴好还乡"，岑参的豪放"一生大笑能几回，斗酒相逢须醉倒"，陆游的情殇"红酥手，黄縢酒，满城春色宫墙柳"，范仲淹的相思"酒入愁肠，化作相思泪"，欧阳修的从容"把酒祝东风。且共从容"，陶渊明的"在世无所须，唯酒与长年"，苏轼的对天发问"明月几时有？把酒问青天"，白居易的冬天邀约"晚来天欲雪，能饮一杯无"。

说起酒与诗词，自然会想起诗仙李白。李白诗词豪放浪漫，他无酒不成诗，有酒诗百篇。杜甫《饮中八仙歌》这样描写李白："李白斗酒诗百篇，长安市上酒家眠。天子呼来不上船，自称臣是酒中仙。"

李白同时也在高处不胜寒的孤独中与明月、美酒为伴，很喜欢李白的《月下独酌·其一》这首诗：

> 花间一壶酒，独酌无相亲。
> 举杯邀明月，对影成三人。
> 月既不解饮，影徒随我身。
> 暂伴月将影，行乐须及春。
> 我歌月徘徊，我舞影零乱。
> 醒时同交欢，醉后各分散。
> 永结无情游，相期邈云汉。

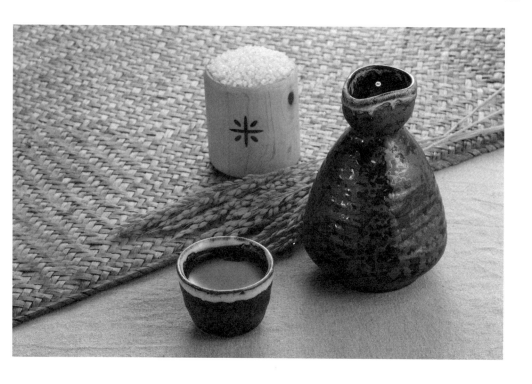

　　人需要自乐，也需要享受和自己独处的孤独，这是意识与潜意识的对话，醒时灵犀相通，醉后残梦未醒，月照身有影，有影能同行，在皎洁的月光下，明月、我和我的身影永远都不会分离。

　　粟又称谷子或"稷"，脱皮后称为小米，是一种粗糙、抗旱的一年生禾草植物，有坚硬的外壳，防虫、防潮。粟也是中国北方先民最早驯化的植物之一，由狗尾草演变而来，粟的产量要比黍子高，因此很快跃升为北方地区种植量最大的农作物。现今在北方地区分布仍然很广，尤其是西北地区。

　　粟出现以后，黍的地位有所下降，从种植量上来说居于次席，但却一直是北方地区最重要的辅助性作物。李时珍的《本草纲目·谷二·稷》曰："稷与黍，一类二种也。黏者为黍，不黏者为稷。稷可作饭，黍可酿酒。"

　　以粟衍生出来的"稷"，代表了中国古代帝王和诸侯祭祀的谷神，发展到国家出现后，社稷成了国家的代名词，可见粟在中国古代农业中的地位。

　　唐代诗人李绅在《悯农二首》中写道：

　　　　春种一粒粟，

　　　　秋收万颗子。

　　　　四海无闲田，

　　　　农夫犹饿死。

小麦安神

唐代诗人白居易写过一首反映百姓收割小麦的诗：

观刈麦

（刈读 yì，本义为割草，在这里指收割小麦）

　　　　田家少闲月，五月人倍忙。

　　　　夜来南风起，小麦覆陇黄。

　　　　妇姑荷箪食，童稚携壶浆。

　　　　相随饷田去，丁壮在南冈。

　　　　足蒸暑土气，背灼炎天光。

　　　　力尽不知热，但惜夏日长。

　　　　复有贫妇人，抱子在其旁。

　　　　右手秉遗穗，左臂悬敝筐。

　　　　听其相顾言，闻者为悲伤。

　　　　家田输税尽，拾此充饥肠。

　　　　今我何功德，曾不事农桑。

　　　　吏禄三百石，岁晏有余粮。

　　　　念此私自愧，尽日不能忘。

　　农家很少有空闲的月份，五月到来人们更加繁忙。夜里刮起了南风，覆盖田垄的小麦已成熟发黄。妇女们担着竹篮盛的饭食，儿童手提壶装的酒浆，相互跟随给在田里劳动的人送去，收割小麦的男子都在南冈。双脚受地面的热气熏蒸，脊梁受炎热的阳光烘烤。精疲力竭仿佛不知道天气炎热，只是珍惜夏日天长。又见一位贫苦妇女，抱着孩儿在割麦者旁边，右手拾着遗落的麦穗，左臂上悬挂着一个破筐。听她望着别人说话，听到的人都为她感到悲伤。因为缴租纳税，家里的田地都已卖光，只好拾些麦穗充填饥肠。现在我有什么功劳德行，却不用从事农耕蚕桑！一年领取薪俸三百石米，到了年底还有余粮。想到这些内心感到惭愧，整天也不能淡忘。

这首诗描述了小麦丰收景象下农民的悲哀。收麦劳动，农民们脸对着大地，背对着蓝天，脚下如同笼蒸，背上如同火烤，但是他们用尽一切力量挥舞着镰刀一路向前割去，似乎完全忘记了炎热，因为这是"虎口夺粮"，好天气必须抓紧，一旦风雨来临，丰收将功亏一篑。诗人面对丰收下出现如此悲惨的景象觉得自疚自愧。白居易只是一个三百石的小小县尉，到了年底还有余粮，那些大官僚、大贵族们余粮就更不用说了，想到这些，更加深了作者对百姓生活艰辛的同情。

在殷墟出土的甲骨文中，用"来"字来指代小麦。西汉时期的《急就篇》讲"饼饵麦饭甘豆羹"，后来颜师古注解为："麦饭豆羹皆野人农夫之食耳。"直到战国，才出现了磨面的旋转磨，面粉问世，馒头诞生了。

秋季采收小麦果穗，晾晒，打下果实，除去杂质，取成熟果实（小麦）、未成熟果实（浮小麦），晒干备用。

小麦味甘，性凉，有养心安神、除烦功效。浮小麦有益气、除热、止汗功效，能治疗心神不宁，失眠，妇女脏躁，烦躁不安，精神抑郁，悲伤欲哭。浮小麦能治疗自汗、盗汗，骨蒸劳热。小麦皮能治脚气病。

内服，取小麦 15～60g，水煎服；外用，取小麦面适量，调敷烫火伤处。

《金匮要略》中的甘麦大枣汤由甘草 9g、小麦 15g、大枣 10 枚组成，具有养心安神、和中缓急之功效。主治脏躁。症见精神恍惚，常悲伤欲哭，不能自主，心中烦乱，睡眠不安，甚则言行失常，呵欠频作，舌淡红，苔少，脉细微数。三药合用，甘润平补，养心调肝，使心气充，阴液足，肝气和，则脏躁诸症自可解除。临床常用于治疗癔病、围绝经期综合征、神经衰弱、小儿夜啼等属心阴不足，肝气失和者。

大豆健脾

大家对三国时期曹植写的"七步诗"一定很熟悉,这首诗的创作背景是黄初元年(公元220年)正月,六十六岁的曹操病死,曹丕由世子荣升魏王;同年十月,汉献帝被迫禅让帝位,曹丕上位,称帝为魏文帝。由于争封太子这段经历让曹丕无法释怀,在他称帝后,他仍对曹植耿耿于怀。他担心这个有学识又有政治志向的弟弟会威胁自己的皇位,就想着法子要除掉他。曹植知道哥哥存心陷害自己,可自己无法开脱,只好在极度悲愤中七步之内应声成诗。据《世说新语·文学》记载:"文帝(曹丕)尝令东阿王(曹植)七步中作诗,不成者行大法(杀),应声便为诗……帝深有惭色。"

七步诗

煮豆燃豆萁,豆在釜中泣。

本是同根生,相煎何太急?

这首诗用了比兴的手法:用晒干后的豆茎当作柴火煮豆子,豆在饭锅中哭泣,同室操戈,相煎何急?

谢灵运曾说:"天下才有一石,曹子建独占八斗,我得一斗,天下共分一斗。"(《释常谈》)刘勰的《文心雕龙·才略》中也说:"子建思捷而才俊,诗丽而表逸。"明代王世贞的《艺苑卮言》也说:"子建天才流丽,虽誉冠千古,而实避父兄,何以故?才太高,辞太华。"可见前人都指出了曹植才华出众、禀赋异常的特点,而最能表现其才华的例子就是这首《七步诗》。

关于豆类的总称或特指"大豆"时,篆文写作"尗",意思是像豆类生长的样子;后写作"菽",成了形声字,"艹(草)"为形旁,"叔"为声旁。"菽"为豆类的总称。《春秋考异邮》记载:"菽者稼最强。古谓之尗,汉谓之豆,今字作菽。菽者,众豆之总名。然大豆曰菽,豆苗曰藿,小豆则曰荅。"《诗经·小雅》中有词:"中原有菽,庶民采之。"陆游《湖堤暮归》中有一句"俗孝家家供菽水"。菽水,指豆和水,即菲薄的饮食,形容生活的清苦;也指晚辈对长辈的奉养。此外,还有"菽水藜藿"（粗茶淡饭。藜藿：野菜；豆叶），菽乳（即豆腐），菽麦（大豆和麦），菽麦不分（豆、麦不分。亦指是非、好坏不分）等。

我国是世界公认的栽培大豆起源地，现今世界各地的大豆都是直接或间接从中国引进的，并且保留了"菽"的语音。

大豆富含蛋白质、脂肪、维生素和矿物质，其中蛋白质含量比禾谷类作物高6～7倍，特别适合摄入肉食较少的北方农民的需要，有"植物肉"的美誉，为中华民族的健康做出了突出贡献。

根据大豆的种子种皮颜色和粒形分为五类：黄大豆、青大豆、黑大豆、其他大豆、饲料豆。

大豆有很好的食疗作用。《食疗本草》记载大豆能"益气润肌肤"。《日用本草》记载大豆能"宽中下气，利大肠，消水胀，治肿毒"。大豆经发酵加工后的淡豆豉味苦、辛，性凉，有解表，除烦，宣发郁热的功效。用于感冒，寒热头痛，烦躁胸闷，虚烦不眠。

不同颜色的豆子功效有差异。

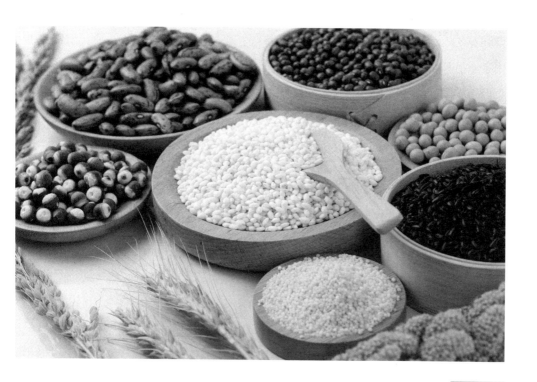

黄豆味甘、性平，为滋补强壮剂，具有健脾宽中、润燥利水、祛风热、活血解毒之功效。《名医别录》说：黄豆可以"逐水胀，除胃中热痹，伤中淋露，下瘀血，散五脏结积内寒"。明代李时珍说："服食大豆令人长肌肤、益颜色、填骨髓、加力气，补虚能食。""治肾病，利水下气，治诸风热，活血解诸毒。"

黑豆味甘，性温，无毒，归心、脾、肾经。有补肾滋阴，补血明目，除湿利水功效。主治肾虚腰疼，血虚目暗，腹胀水肿，脚气。

绿豆是一种味甘、性寒的食物，可以清热解毒，消暑利水。唐代医药学家孙思邈就曾指出："绿豆治寒热、热中、止泄痢、卒苦利小便胀满。"当然，在众多功效之中最显著，也是最神奇的，就是其解毒的功效。李时珍在《本草纲目》中提道："绿豆肉平、皮寒，解金石、砒霜、草木一切诸毒，宜连皮生研，水服。"

红豆分普通的食用红豆和药用的"赤小豆"，从外形来看，赤小豆是扁身的，而红豆是圆身；从口感来说，赤小豆质地坚硬，难以煮烂，红豆则更软，容易出沙，口感绵密。

食用红豆，性平偏凉，味甘，有清心养神、健脾益肾的功效，加入莲子、百合，更有固精益气、止血、强健筋骨等作用，能治肺燥、干咳，提升内脏活力，增强体力。赤小豆 味甘、酸，性平，归心、小肠经，功能利水消肿，解毒排脓。用于水肿胀满，脚气浮肿，黄疸尿赤，风湿热痹，痈肿疮毒，肠痈腹痛。《神农本草经》言其"消热毒痈肿，散恶血不尽，烦满，治水肿及肌胀满"。《食疗本草》言其"甚治脚气及大腹水肿，散气，去关节烦热，令人心孔开，止小便数"。

唐代诗人王维有首脍炙人口的诗《相思》，又名《江上赠李龟年》：

> 红豆生南国，
> 春来发几枝。
> 愿君多采撷，
> 此物最相思。

借物抒情表达相思，委婉含蓄，成为千古传诵的名诗。但王维所说的"红豆"是指豆科植物"相思子"的种子，味辛、苦，性平，有大毒，与赤小豆不可混用，以免中毒。

【大豆食疗方】

1. 黄豆萝卜汤

配方：黄豆 50g，干香菜 3g（或葱白 3 根），白萝卜 3 片。

操作：上料以水 3 碗同煎至 1 碗，早晚两次服用。

疗效：健脾消食发汗，适用于外感风寒初期。

2. 黑豆元肉大枣汤

配方：黑豆 50g，大枣 50g，元肉（龙眼肉）15g。

操作：上料以水 3 碗同煎至 1 碗，早晚两次服用。

疗效：有健脾补肾、补心气、养阴血的作用。适用于血虚心悸，阴虚盗汗，肾虚腰酸，须发早白，脾虚足肿等症。

3. 绿豆粳米粥

配方：绿豆 50g，粳米 100g。

操作：将绿豆洗净，用温热水浸胀；粳米淘洗干净，同入砂锅中，加水

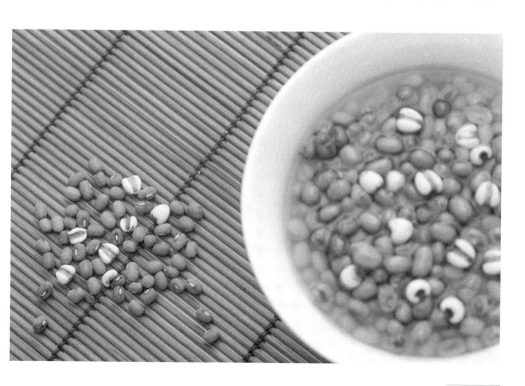

600mL 煮粥，先用武火，然后改至文火，煮至粥豆烂熟即可，每日服食 2 次。

疗效：此粥具有清热解毒之功效，可用治暑热烦渴，疮疡肿痛，食物中毒。夏日食之，可起到预防中暑作用。

4. 赤小豆山楂薏仁粥

配方：赤小豆 50g，薏苡仁 50g，白扁豆 20g，茯苓 15g，生山楂 20g，粳米 100g。

操作：除粳米外，其他材料放入锅中浸泡 30 分钟；粳米洗净，倒入浸泡食材的锅中，加适量清水，大火煮沸 10 分钟后改小火煮 20 分钟即可，趁热食用。

疗效：这道药膳对于痰湿体质兼有心神不安、食欲差等症状者有较好作用。需注意的是，脾胃虚弱、胃酸过多者禁食此方。

稻花飘香

南宋诗人范成大写过一首《四时田园杂兴》：

新筑场泥镜面平，
家家打稻趁霜晴。
笑歌声里轻雷动，
一夜连枷响到明。

范成大退居家乡后写了一组大型的田园诗，分春日、晚春、夏日、秋日、冬日五部分，每部分各十二首，共六十首。诗中描写了农村春、夏、秋、冬四个季节的景色和农民的生活。

诗中描写秋天农民们欢快的劳动场面：新筑成的泥场坝像镜子一样平整，家家都趁着霜后的晴天打收回的稻谷，一边挥动连枷打稻，一边欢歌笑语，连枷打在稻谷上有如春雷滚动，一直响到天明。

诗歌用平实的语言勾勒出一幅秋收打稻图：地面平整如镜子，趁着秋高气爽的好天气，给稻谷脱粒到天明，劳动虽然辛苦，但辛苦被丰收的喜悦取代。连枷是一种脱粒的工具，由两根木棍做成。

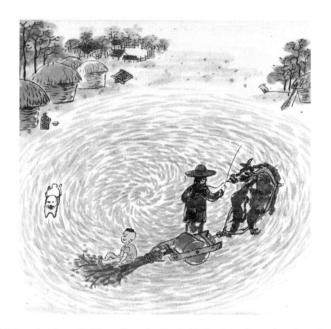

稻谷分早稻、中稻、晚稻三种，每种成熟的时间各不相同，其中早稻稻谷一般在 7 月中下旬成熟，中稻稻谷一般在 9 月中下旬成熟，晚稻稻谷一般在 10 月中下旬成熟。

诗中描写的时间是秋天，所以农民收割的应该是中晚稻。

春天种植的早稻，美丽的花香是一幅田园风景图。南宋诗人曾几在《大雨苗苏》中有一句诗：千里稻花应秀色，五更梧桐更佳音。宋代诗人翁卷在《乡村四月》中更是把稻谷作为天地灵秀之物：

> 绿遍山原白满川，
> 子规声里雨如烟。
> 乡村四月闲人少，
> 才了蚕桑又插田。

山坡田野间草木茂盛，稻田里的水色与天光相辉映。天空中烟雨蒙蒙，杜鹃声声啼叫，大地一片欣欣向荣的景象。四月到了，没有人闲着，刚刚结束了蚕桑的事又要插秧了。

唐代王驾的《社日》：

> 鹅湖山下稻粱肥，
> 豚栅鸡栖半掩扉。
> 桑柘影斜春社散，
> 家家扶得醉人归。

社日是古代祭祀土神的日子，分为春社和秋社。在社日到来时，民众集会竞技，进行各种类型的作社表演，并集体欢宴，不但表达他们对减少自然灾害、获得丰收的良好祝愿，同时也借以开展娱乐。诗中描述的是春社。

鹅湖山下稻粱肥硕，丰收在望。牲畜圈里猪肥鸡壮，门扇半开半掩。西斜的太阳将桑柘树林拉出长长的影子，春社结束，家家搀扶着醉倒之人归去。

水稻所结子实即稻谷，稻谷脱去颖壳后称糙米，糙米碾去米糠层即可得到大米。大米是稻谷经清理、砻谷、碾米、成品整理等工序后制成的成品，大米含有稻米中近 64% 的营养物质和 90% 以上的人体所需的营养元素。大米的食用方法多为煮成饭。

中医学认为，大米性味甘平，有补中益气、健脾养胃、益精强志、和五脏、通血脉、聪耳明目、止烦、止渴、止泻的功效，认为多食能令人"强身好颜色"。

著名医药学家李时珍推崇药粥养生，他说："每日起食粥一大碗，空腹虚，谷气便作，所补不细，又极柔腻，与肠胃相得，最为饮食之妙也。"药粥对老年人、儿童、脾胃功能虚弱者都是适宜的。所以，古人称"世间第一补人之物乃粥也"，"日食二合米，胜似参芪一大包"。

《医药六书》赞："粳米粥为资生化育坤丹，糯米粥为温养胃气妙品。"可见，粥养对人之重要。药粥虽说对人体有益，也不可通用，要根据每人的不同体质、疾病，选用适当的药物，配制成粥，方可达到满意的效果。

米粥具有补脾、和胃、清肺的功效。米汤有益气、养阴、润燥的功能，能刺激胃液的分泌，有助于消化，并对脂肪的吸收有促进作用。

大米可分为粳米和籼米、糯米。粳米只是大米中的一种，其米粒一般呈椭圆形或圆形，其米粒丰满肥厚，横断面近于圆形，颜色蜡白，呈透明或半透明，质地硬而有韧性，煮后黏性油性均大，柔软可口。

《金匮要略》载有一个方剂叫附子粳米汤，亦用粳米，原文如下：

腹中寒气，雷鸣切痛，胸胁逆满，呕吐，附子粳米汤主之。

处方：炮附子 12g，法半夏 12g，甘草 6g，大枣 10g，粳米 30g。

功能主治：胜寒气，和内外。主腹中寒气，雷鸣切痛，胸胁逆满呕吐。

用法用量：以水 8L，煮米熟汤成，去滓温服 1L，日 3 次。

《金匮要略心典》对附子粳米汤注解为：下焦浊阴之气，不特肆于阴部，而且逆于阳位，中土虚而堤防撤矣。故以附子辅阳驱阴，半夏降逆止呕，而尤赖粳米、甘、枣培令土厚，而使敛阴气矣。

【粳米食疗方】

配方：粳米 100g，枸杞子 3g，山药 50g，冰糖适量。

操作：清洗粳米和枸杞子，将山药去皮切成小块。在锅中放入适量的清水，加入洗干净的粳米，大火烧开之后转为小火，慢煮半个小时左右，此时粳米已经煮成十分软糯黏稠的"开花"样。加入准备好的山药、冰糖以及枸杞子，小火慢煮 10 分钟左右即可。

疗效：健脾养胃补肾。

八月剥枣

大枣在我国有着悠久的种植历史，《诗经》有"八月剥枣"的记载。《礼记》有"枣栗饴蜜以甘之"，并用于菜肴制作。《战国策》有"北有枣栗之利……足食于民"，指出枣在中国北方的重要作用。《韩非子》还记载了秦国饥荒时用枣栗救民的事。所以民间一直视枣为"铁杆庄稼""木本粮食"之一。

大枣也是诗人笔下的常见写作题材：唐代杜甫的《百忧集行》曰："庭前八月梨枣熟，一日能上树千回。"宋代诗人梅晓臣在《亳州李密学寄御枣一篚》中曰："沛谯有钜枣，味甘蜜相差。其赤如君心，其大如王瓜。尝供趋国门，岂及贫儒家。今见待士意，下异卢仝茶。食之无厌饫，咏德曾未涯。"宋代郭祥正的《咏枣》曰："黑腰虚羡尔，红皱岂为然。"范成大诗"紫烂山梨红皱枣"，是指晒过的干枣。

白居易所作《杏园中枣树》一诗颇有趣，开篇先贬："人言百果中，唯枣凡且鄙。皮皴似龟手，叶小如鼠耳。胡为不自知，生花此园里。岂宜遇攀玩，幸免遭伤毁。二月曲江头，杂英红旖旎。枣亦在其间，如嫫对西子。"结语再褒："君爱绕指柔，从君怜柳杞。君求悦目艳，不敢争桃李。君若作大车，轮轴材须此。"

宋代文人王安石也作《赋枣》诗盛赞：

> 种桃昔所传，种枣予所欲。
>
> 在实为美果，论材又良木。
>
> 余甘入邻家，尚得馋妇逐。
>
> 况余秋盘中，快嚼取餍足。
>
> 风包堕朱缯，日颗皱红玉。
>
> 赞享古已然，豳诗自宜录。
>
> 沔怀青齐间，万树荫平陆。
>
> 谁云食之昏，匿知乃成俗。
>
> 广庭筋圣寿，以此参肴蔌。
>
> 愿比赤心投，皇明傥予烛。

清代诗人张镠作《富平枣》诗赞曰："何须珍异物，爱此一林丹。雾暗青虬隐，秋花亦玉寒。吹豳常应候，则壤不名酸。寄语安期叟，如瓜讵可餐。"清代诗人潘内召还特作《咏枣花》诗盛赞枣花之美："忽忆故乡树，枣花色正新。枝迎馌饷妇，香惹卖浆人。纂纂飞轻雪，离离缀素珍。祇今秋渐好，频扑任西邻。"

枣作为药用也很早，《神农本草经》即已收载，历代药籍均有记载，对其养生疗病的认识不断深化。红枣作为滋补佳品，素有"日食三枣，长生不老"之说。

大枣味甘，性温，归脾、胃、心经，具有补中益气、养血安神的功效。用于脾胃气虚导致的脾虚食少、乏力便溏、妇人脏躁。可作调补脾胃的辅助药，常与

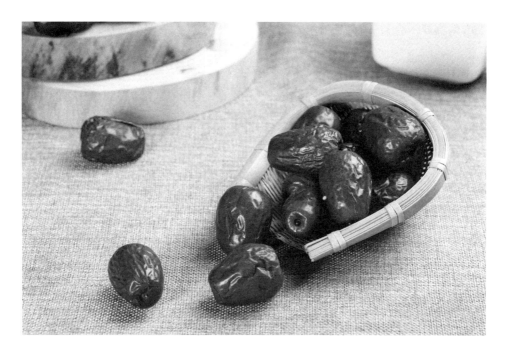

党参、白术同用。

大枣通过补气以生血，又通过养血来安神，常用于血虚面黄、心悸失眠，治疗血虚引起的情志抑郁、心神不安的症状，常配伍当归、熟地黄。

大枣还具有调和药性的功效，与生姜同用有调和营卫、扶正祛邪的作用。与一些峻烈药同用，可使其攻邪而不伤正，比如配大戟、甘遂等毒性药，能泻水逐饮而不伤脾胃。

《伤寒论》载有十枣汤，组成：芫花 1.5g，大戟 1.5g，甘遂 1.5g，大枣 10 枚。方中甘遂善行经隧水湿，是为君药；大戟善泄脏腑水湿，芫花善消胸胁伏饮痰癖，均为臣药。三药峻猛有毒，易伤正气，故以大枣十枚为佐使药，煎汤送服，寓意有三：缓和诸药毒性；益气护胃，减少药后反应；培土制水，邪正兼顾。功效：攻逐水饮。主治：①水肿：一身悉肿，尤以身半以下肿甚，腹胀喘满，二便不利。②悬饮：咳唾胸胁引痛，心下痞硬，干呕短气，头痛目眩，胸背掣痛不得息，舌苔白滑，脉沉弦。

大枣每日用量 6～15g，煎服。用时破开或去核。大枣除了药用，食用更加广泛，用于煮粥、煨汤、榨汁、炖服等。如用大枣与鸡蛋、红糖，加水炖服，适用于产后调养，有益气补血的功效。大枣能助湿生热，故湿盛脘腹胀满者不能用。

南山有杞

《诗经·郑风·将仲子》其中一段云："将仲子兮，无逾我里，无折我树杞。岂敢爱之？畏我父母。仲可怀也，父母之言，亦可畏也。"

译文：求求你，我的仲子，别翻越我家门户，别折了我家种植的枸杞树。哪是舍不得枸杞树啊，实在是害怕父母。仲子你实在让我牵挂，但父母的话，也让我敬畏。

诗中的"里"指居住之地，古以二十五家为"里"。"树"是种植的意思。在居住之地种植的树木，应该是能够为生活带来实在好处的树，以果木树为多。从而可以判断，枸杞树是生长在居住的庄子里的树，那时的百姓，已经知道了枸杞树的食用价值，并且种植。这里诗人透露给我们一个信息：枸杞在《诗经》时代已经种植，且私有化。

《诗经·小雅·杕杜》其中一段云："陟彼北山，言采其杞。王事靡盬，忧我父母。檀车幝幝，四牡痯痯，征夫不远！"

译文：登上北山山顶，且去采摘枸杞。王事没有止息，使我父母也忧愁不已。檀木的役车已破，拉车的四马已疲，远征的人该归来了。

在《诗经·小雅·北山》中，有一段文字几乎与该首诗的一样："陟彼北山，言采其杞。偕偕士子，朝夕从事。王事靡盬，忧我父母。"

译文：爬上高高的北山，去采山上的枸杞。体格健壮的士子，从早到晚要办事。王的差事没个完，忧我父母失奉侍。

上两篇中"言采其杞"的"杞"字指枸杞。所采充饥之物当是枸杞叶及枸杞子。这两首诗充分表明，我国民间采食枸杞的历史源远流长。

《诗经·小雅·南山有台》其中一段云："南山有杞，北山有李。乐只君子，民之父母。乐只君子，德音不已。"

译文：南山生长着枸杞，北山生长着李树。君子很快乐，是人民的好父母。君子真快乐，美名必永驻。

这是一首颂德祝寿的宴饮诗。在这首诗中，枸杞被当做吉祥树，也饱含了百

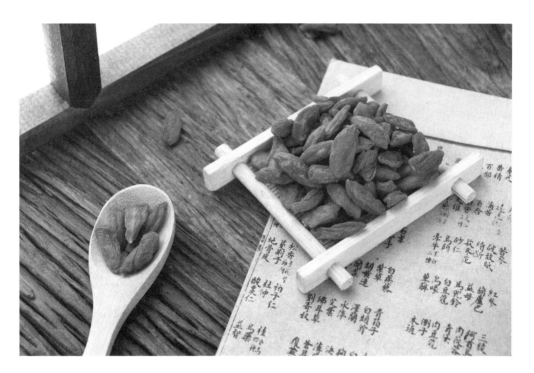

姓渴望统治者具有美好的品德。

从《诗经》中所选诗篇，都提到了枸杞，经常拿它与贤惠的君子和忠贞的爱情等精神向往紧密联系，任意比兴，纵情歌咏，甚至将沾满露水珠的晶莹剔透的鲜枸杞与神圣的宗庙祭祀、盛大的宴饮联系在一起大唱赞歌，使人感到枸杞的象征意义。这说明枸杞在西周时代就已走进人们的精神世界与物质世界。

《诗经》中有多篇提到枸杞，充分说明其在当时已是常见的食物之一，在两千多年前，人们就开始吃它了。在今天，它是一味常用的中药材，并且有滋补作用，更是一种强身健体的食物，能够让人们健康滋润地活着。

宋代文学家苏轼写过一首《枸杞》的诗：

> 神药不自闷，罗生满山泽。
>
> 日有牛羊忧，岁有野火厄。
>
> 越俗不好事，过眼等茨棘。
>
> 青蒉春自长，绛珠烂莫摘。

短篱护新植，紫笋生卧节。

根茎与花实，收拾无弃物。

大将玄吾鬓，小则饷我客。

似闻朱明洞，中有千岁质。

灵庞或夜吠，可见不可索。

仙人倘许我，借杖扶衰疾。

诗中把枸杞比作神药。宋代诗人蒲寿宬在《赋枸杞》中写道："神草如蓬世不知，壁间墙角自离离。辛盘空荐仙人杖，药斧惟寻地骨皮。千岁未逢朱孺子，四时堪供陆天随。霜晨忽讶春樱熟，闲摘殷红绕断篱。"诗中所写的地骨皮为枸杞的根皮，别名枸杞皮，也是一味中药，具有退热除蒸、凉血、清肺降火等功效。

枸杞可分为三个部分来使用：枸杞叶可用来泡"枸杞茶"饮用；红色果实"枸杞子"可用于做菜或泡茶，也是一味中药；枸杞根又称为"地骨皮"，一般当作药材使用。

枸杞叶，性凉，味苦、甘，无毒，入心、肺、脾、肾四经，具有补虚益精、清热止渴、祛风明目的功效。

枸杞子，又称红耳坠，是枸杞的成熟子实。枸杞子药食同源的历史悠久，是驰名中外的名贵中药材，早在《神农本草经》中就被列为上品，称其为"久服轻身不老，耐寒暑"，有延衰抗老的功效，又名"却老子"。

枸杞子味甘，性平，归肝、肾经。滋补肝肾，益精明目。用于肝肾阴虚证。本品甘平质润，平补肝肾，有滋补强壮作用，凡肝肾阴虚诸证均可应用。

枸杞的根皮称为地骨皮，性寒，味甘。归肺经、肝经、肾经，有凉血除蒸、清肺降火的功效。用治阴虚潮热、骨蒸盗汗、肺热咳嗽、咯血、衄血、内热消渴等疾病。

芝麻开花

前一段时间弟媳从老家带来一些白芝麻送给母亲，母亲把芝麻放在平底锅里炒熟，一部分和红辣椒放在一起，用烧滚的油浇在上面，就成了辣椒芝麻油，吃面条的时候放上一勺，香辣可口；剩下的芝麻，吃馒头、喝粥的时候放一些，吃起来美味又营养。

公元前一世纪《急就篇》把芝麻和稻、黍、秫、稷、粟并列。历代芝麻有许多象形的名称，如方茎、巨胜、脂麻、油麻等。《神农本草经》曰："胡麻又名巨胜，生上党川泽，秋采之。青，巨胜苗也。生中原川谷。"通常沿用"胡麻"，宋代才有"芝麻"的名称。

唐代葛鸦儿写过一首《怀良人》的诗：

> 蓬鬓荆钗世所稀，布裙犹是嫁时衣。
> 胡麻好种无人种，正是归时不见归。

秀发乱如飞蓬，买不起首饰，只好自己用荆条折成了发钗别在头上，像这样的贫穷人家，世上真是少有啊。很多年过去了还穿着出嫁时娘家陪送的布裙，已经到了春耕的时候，该播种芝麻了，然而丈夫在外，谁来和我一起播种呢？按说现在已到了丈夫回家的时候了，为什么还不见回来呢？

从这首诗中可以看出，芝麻在唐代已广泛种植。唐代诗人王维有"御羹和石髓，香饭进胡麻"诗句，说明芝麻在唐代已经进入百姓的日常生活。芝麻压榨成油，不但气味芳香，营养价值也很高。宋代无名氏写过两句诗"小磨不知梦深处，香名美誉贡王侯"，意思是芝麻小小的比不过其他的五谷，但是香的美名却让它进贡王公贵族。南朝齐、梁时道教学者、炼丹家、医药学家陶弘景对芝麻的评价是"八谷之中，唯此为良"。

元代农学家王祯所著的《王祯农书》记载造油方法：如欲造油，先把芝麻炒熟，用碓或碾碾烂，蒸后贮于槽内，用碓或椎击之，则油从槽流出。元代戴表元的《胡麻赋》曰："六月亢旱，百稼槁乾，有物沃然，秀于中田，是为胡麻，外白中元。"

芝麻不仅是常见的食品，也是一味中药。芝麻有黑白两种，白芝麻多食用，黑芝麻多药用。黑芝麻性平，味甘。归肝经、肾经、大肠经，具有补肝肾、益精血、润肠燥的功效。用治头晕眼花、耳鸣耳聋、须发早白、病后脱发、肠燥便秘、

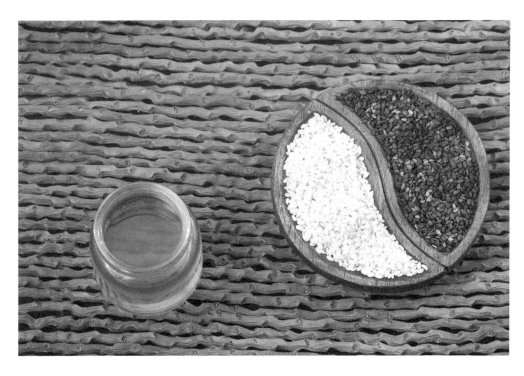

肝肾不足、风痹、瘫痪、妇人乳少。

《备急千金要方》记载治白发还黑：黑芝麻，九蒸九暴，末之，以枣膏丸服之。

核桃益寿

小时候住的小区有几棵核桃树，每到九、十月核桃成熟的季节，大人们拿上工具就开始在树上摘核桃，一群小孩把摘下来的带绿色皮的核桃收集起来，开始用钝刀除去绿皮，绿色的汁液把手染成黄绿色，然后再慢慢变黑，孩子们一起坐在树荫下，把核桃用工具撬开，新鲜的核桃裸露出来，再慢慢地剥掉核桃外边褐色的薄皮，咬一口雪白的核桃肉，香甜可口。一位无名氏写过一首赞美核桃的诗《七律·再咏核桃》：

博望当年又一功，胡羌尤物济时丰。

疏花半在暮春里，瘦果何期仙宴中。

莫惜枝残宜嫁接，好凭日暖更玲珑。

谁知傲骨坚冰下，应有柔心与我同。

核桃的故乡是亚洲西部的伊朗，汉代张骞出使西域后带回中国。所以核桃又名胡桃、羌桃。核桃仁营养丰富，有"长寿果"的美誉。核桃仁中 86% 的脂肪是不饱和脂肪酸，核桃富含铜、镁、钾、维生素 B_6、叶酸和维生素 B_1，也含有纤维、磷、烟酸、铁、维生素 B_2 和泛酸。每 50g 核桃仁中，水分占 3.6%，另含蛋白质 7.2g、脂肪 31g 和碳水化合物 9.2g。

核桃仁也是一味中药，性温，味甘，归肾经、肺经、大肠经，有温补肺肾、定喘化痰、润肠涩精的功效。

明代李时珍著《本草纲目》记述，核桃仁有"补气养血，润燥化痰，益命门，处三焦，温肺润肠，治虚寒喘咳，腰脚重疼，心腹疝痛，血痢肠风"等功效。现代医学认为，核桃中的磷脂对脑神经有良好保健作用。核桃油含有不饱和脂肪酸，有防治动脉硬化的功效。核桃仁中含有锌、锰、铬等人体不可缺少的微量元素。

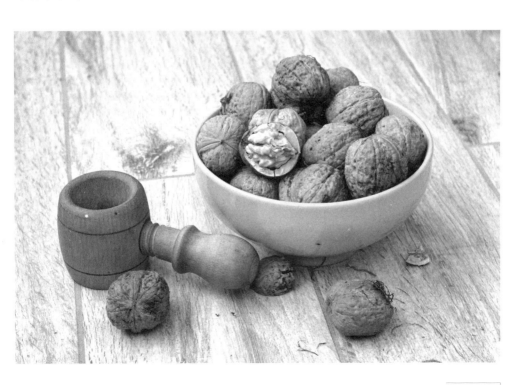

人体在衰老过程中，锌、锰含量日渐降低，铬有促进葡萄糖利用、胆固醇代谢和保护心血管的功能。核桃仁的镇咳平喘作用也十分明显，冬季，对慢性气管炎和哮喘病患者疗效极佳。核桃仁有对抗组织胺致支气管平滑肌痉挛的作用，还有镇咳作用。《本草纲目》记载："洪迈云：迈有痰疾，以胡桃仁三颗，生姜三片，卧时嚼服，及饮汤两三呷，又再嚼桃仁、姜如前数，即静卧，及旦而痰消嗽止。"

核桃可以生吃，也可以用来煮粥或是炒菜。核桃肉、黑芝麻、桑叶各30g，捣如泥状，作丸，每服10g，一日两次，治神经衰弱、健忘、失眠、梦多、食欲不振。核桃肉10～15个，大米100g，同煮粥，用白糖适量调味食用。有补肾、益肺、润肠作用。适用于肾亏腰痛，腿软无力，肺虚久咳，气短喘促，慢性便秘，小便淋漓不爽，尿路结石，病后虚弱等症。大便溏稀者不宜食用。核桃性温，吃多了会"上火"，尽量好控制吃核桃的量。

有一种核桃专门用来把玩，叫"文玩核桃"。末代皇帝爱新觉罗·溥仪在《我的前半生》一书中提到"在养心殿后面的库房里，我还发现了很多有趣的百宝匣，据说这是乾隆的玩物"，"百宝匣用紫檀木制成，其中一个格子里装有几对棕红色核桃和一个雕着古代人物故事的核桃"。乾隆写过一首咏核桃的诗：

咏核桃

清·乾隆

掌上旋明月，时光欲倒流。

周身气血涌，何年是白头。

手掌里把玩着核桃，时光也想要倒流了。全身上下气血涌动，什么时候头发才会白呢？诗中的"明月"指核桃，因为核桃形状较圆，所以用"明月"来形容。在把玩核桃的时候人的手指会不停地运动，有活血的功效，所以有"周身气血涌，何年是白头"这一句。这首诗说明了核桃有延年益寿的作用。

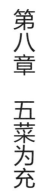

第八章 五菜为充

水陆草木之花，可爱者甚蕃。晋陶渊明独爱菊。自李唐来，世人甚爱牡丹。予独爱莲之出淤泥而不染，濯清涟而不妖，中通外直，不蔓不枝，香远益清，亭亭净植，可远观而不可亵玩焉。

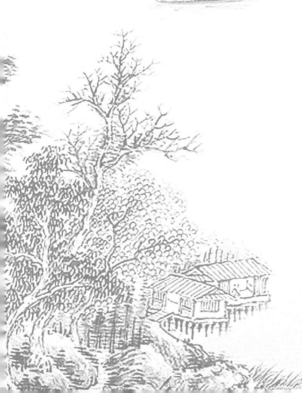

荷叶田田

在我家附近有一个公园，公园里面有一个很大的荷塘，临近夏天的时候，碧绿的荷叶层层叠叠，如少女的裙裾，朵朵荷花耸立其间，错落有致。荷塘已成为公园的形象名片，荷塘边的椅子常年有人小憩，荷叶荷花更是人们摄影不可缺少的背景。

很喜欢北宋文学家欧阳修写的一首词《渔家傲·荷叶田田青照水》："荷叶田田青照水，孤舟挽在花阴底，昨夜萧萧疏雨坠，悉不寐，朝来又觉西风起。雨摆风摇金蕊碎，合欢枝上香房翠，莲子与人长厮类，无好意，年年苦在中心里。"

诗词中描写了荷叶之绿、荷花之娇、莲蓬之俏、莲心之苦，读起来一幅国画跃然纸上。

历代文人赞美荷花的诗词数不胜数，战国屈原《离骚》中云："制芰荷以为衣兮，集芙蓉以为裳。"唐代李白诗云："清水出芙蓉，天然去雕饰。"唐代王昌龄诗云："荷叶罗裙一色裁，芙蓉向脸两边开。"宋代杨万里的"接天莲叶无穷碧，映日荷花别样红"。连成片的绿叶，淡雅的嫩红，荷花给人们带来的美感是淡雅与清静。

周敦颐的《爱莲说》更是把荷花比作花中君子，通过对荷花的爱慕与礼赞，表明自己对美好理想的憧憬，对高尚情操的崇奉：

水陆草木之花，可爱者甚蕃。晋陶渊明独爱菊。自李唐来，世人甚爱牡丹。予独爱莲之出淤泥而不染，濯清涟而不妖，中通外直，不蔓不枝，香远益清，亭亭净植，可远观而不可亵玩焉。

予谓菊，花之隐逸者也；牡丹，花之富贵者也；莲，花之君子者也。噫！菊之爱，陶后鲜有闻。莲之爱，同予者何人？牡丹之爱，宜乎众矣。

　　莲花不仅有观赏价值，更可以作为食品和药品。西周初期（公元前 11 世纪），荷花开始从湖畔沼泽的野生状态走进了田间池塘。《周书》载有"薮泽已竭，既莲掘藕"，可见，当时的野生荷花已经开始作为食用蔬菜了。

　　荷花的药用历史也十分悠久。成书于汉代的《神农本草经》中就有莲藕药用保健功能的描述。东汉谯县华佗在手术前，先给病人饮"麻沸散"，使其失去知觉，刳割腹背后缝合伤口，最后涂敷以藕皮等制成的膏药，四五天后便可愈合。荷花全株都有药用价值，是我国医药宝库中不可多得的一枝奇葩。李时珍在《本草纲目》中记载：医家取为服食，百病可却。认为荷花、莲子、莲衣、莲房、莲须、莲子心、荷叶、荷梗、藕节等均可入药。

　　荷花：味甘、苦，性温。功效祛湿，止血。用于跌损呕血，天疱疮。

　　荷叶：性平味苦，含丰富的维生素 C 及荷叶碱，有清暑、醒脾、化瘀、止血、除湿气之用。

　　莲子：《本草纲目》认为"莲子，交心肾，厚肠胃，强筋骨，补虚损，利耳

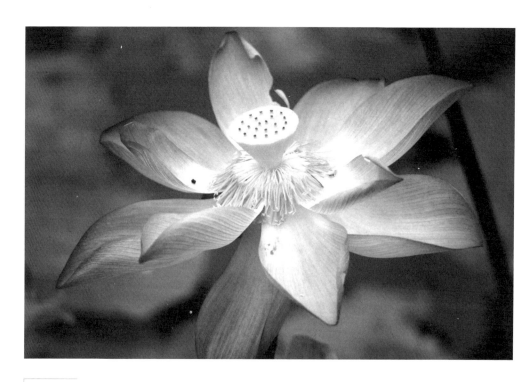

目"，含维生素 C、蛋白质、铜、锰等矿物质及荷叶碱，极具营养价值，具有强身补气、保健肠胃、止泻及祛湿热的效果。

莲藕：含维生素 C、维生素 B_1、维生素 B_2、蛋白质、氨基酸等养分。其性味甘寒，可凉血、去暑、散瘀，兼具健脾、开胃之力。

莲蓬：又名莲房，可去除体内湿气、活血散瘀，亦可降火气，让气息回复顺畅、舒适。

莲心：《本草求真》认为"莲子心味苦性寒，能治心热"，可降热、消暑气，具有清心、安抚烦躁、祛火气的功能。

莲梗：可清热解暑，去除体内多余水分，并能顺畅体内气息循环。

萱草忘忧

黄花菜属于百合科多年生草本植物，开黄色的花，晒干可食，是百姓喜欢的一种蔬菜，在超市通常和木耳摆放在一起。买一些黄花菜、木耳冷水浸泡，用开水微煮后，放一点姜、蒜、醋凉拌，是一味佳肴。

很多年前，妈妈在一所学校任教，居住的房子前面种着一片黄花菜，开着像百合一样的黄色花朵，中午吃饭的时候，妈妈会让我采集一些，新鲜黄花菜有毒，所以食用时，妈妈先将鲜黄花菜用开水煮过，再用清水浸泡 2 个小时，捞出用水洗净后和面条拌在一起吃，美味可口。很多年过去了，我依然记得在那个有风的中午，去采集黄花菜的场景。

学了中医以后，我方知道黄花菜有着充满诗意的名字——"萱草""忘忧草"。《诗经疏》称："北堂幽暗，可以种萱。"北堂是母亲居住的地方，后代表母亲。从此，母亲居住的屋子也称萱堂，萱草就成了母亲的代称，它也成了中国的母亲花。古时游子出门远行之前，会先在母亲所居之后院内室前种植萱草以表达孝心，希望母亲因照顾和欣赏萱草使心灵有所寄托，并相信欣欣向荣的萱草可以象征游子在外平安健康，减轻母亲对游子的思念。唐代诗人孟郊曾有诗曰："萱草生堂阶，游子行天涯。慈亲倚堂门，不见萱草花。"

萱草（黄花菜）在我国已有两千多年栽培历史。晋代的张华《博物志》说：萱草，食之令人好欢乐，忘忧思，故曰忘忧草。正因为黄花菜具有美化环境及食用的双重作用，在文人的笔下也留下涓涓笔墨。宋代欧阳修在《清平乐·小庭春老》中这样描述萱草：

小庭春老，碧砌红萱草，长忆小阑闲共绕，携手绿丛含笑。别来音信全乖，旧期前事堪猜。门掩日斜人静，落花愁点青苔。

北宋诗人苏轼的花园里也有萱草的身影："萱草虽微花，孤秀能自拔。亭亭乱叶中，一一劳心插。"宋代黄庭坚更是写道："从来占北堂，雨露借恩光。与菊乱佳色，共葵倾太阳。人生真苦相，物理忌孤芳。不及空庭草，荣衰可两忘。"

宋代司马光在诗中凸显了萱草忘忧的情怀：

叶濯宿露翠，花迎朝日黄。
昔谁封殖此，俨列侍高堂。
达士隐于吏，孰为行与藏。
逍遥玩永日，自无忧可忘。

灿灿的萱草花，生在北堂之下。南风吹着萱草，摇摆着是为了谁吐露着芬芳？慈祥的母亲倚着门盼望着孩子，孩子在远方祝愿母亲身体安康，希望母亲看到灿烂的萱草黄花忘记忧愁和思念。

《本草注》谓："萱草味甘，令人好欢，乐而忘忧。"《本草求真》则说："萱草味甘而气微凉，能祛湿利水，除热通淋，止渴消烦，开胸宽膈，令人心平气和，无有忧郁。"到了清代费伯雄的《医方论》，依旧有载："劳者，五脏积劳也。伤者，七情受伤也。百忧感其心，万事劳其形，忧愁太过，忽忽不乐……萱草忘忧汤主之。"

李时珍的《本草纲目》说："萱，宜下湿地，冬月丛生，叶如蒲蒜辈而柔弱，新旧相代，四时青翠，五月抽茎开花，六出四垂，朝开暮蔫，至秋深乃尽……今东人采其花跗干而货之，名为黄花菜。"

黄花菜性味甘凉，有止血、消炎、清热、利湿、消食、明目、安神等功效，

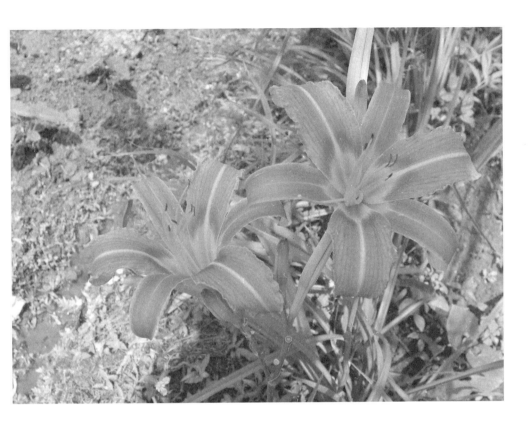

对吐血、大便带血、小便不通、失眠、乳汁不下等有疗效，可作为病后或产后的调补品。

上山采薇

《诗经·采薇》里有两句诗非常有名："昔我往矣，杨柳依依。今我来思，雨雪霏霏。"回想当初我出征时，杨柳依依飘荡，亲人送我充满希望前行；如今我在回来的路途中，雪花纷飞，是否还有亲人在家门口守望我的归来。人们总是记住有着美好意境的诗句，而在这两句后面还有两句非常凄苦的诗句鲜为人知："行道迟迟，载渴载饥。我心伤悲，莫知我哀！"我在雪地里艰难行走，饥渴交迫。越是离家近越感到恐惧悲伤，分别多年，亲人们是否还健在？院子里是否长满荒草，也许只有和我有同样经历的人才能理解我的哀痛！

《诗经·采薇》主要描述戍役军士远离家乡为国出征在边防厮杀，随着时间的流逝思乡情绪越来越强，期盼战争早点结束，回乡与家人团聚。

诗的开头连用了三句采薇："采薇采薇，薇亦作止""采薇采薇，薇亦柔止""采薇采薇，薇亦刚止"。从薇菜刚刚绽出嫩绿的芽尖到薇菜的叶片肥嫩，再到薇菜的叶茎将老而粗硬。伴随薇菜的生长过程，薇菜由嫩而老，时光也从春到夏再到秋，时光无情地流逝了。"曰归曰归，岁亦莫止""曰归曰归，心亦忧止""曰归曰归，岁亦阳止"。出征的战士盼着回家，冬去春来，时光流逝，岁月更替，心情从期盼、失望，变得越来越忧虑，何时才能归家呢？

终于在一个雨雪交加的冬天，士兵踏上了归途，悲欣交集，怀着忐忑不安的心情走向未知的家乡。

《诗经·采薇》中的"薇"究竟是什么植物？《说文解字》是这么解释的："菜也，似藿，从艸微聲。"《汉典》则是这么解释的：草名，又名"大巢菜"，一种一年生或两年生草本植物，花紫红色，结寸许长扁荚，中有种子五六粒，可吃。又名"野豌豆"。

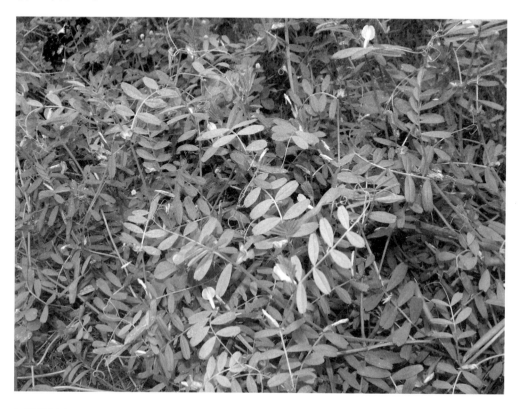

《史记·伯夷列传》记载："武王已平殷乱，天下宗周，而伯夷、叔齐耻之，义不食周粟，隐于首阳山，采薇而食之。"武王伐纣成功，天下一统为周，伯夷、叔齐认为这是件可耻的事，两人决心不做周臣，不食周粟。兄弟两个离开周朝的统治区，到一个叫首阳山的地方隐居下来，靠采集山上的薇菜充饥。

白居易的《续古诗十首·其三》曰："朝采山上薇，暮采山上薇。岁晏薇亦尽，饥来何所为。"早上去掐野豌豆尖，黄昏也去掐，野豌豆没有了，拿什么来充饥？

从以上两个故事可以看出，野豌豆是饥荒时的救命菜。

野豌豆也是一味中药，以全草入药。夏季采，晒干或鲜用。味甘、辛，性温。功能主治：补肾调经，祛痰止咳。用于肾虚腰痛，遗精，月经不调，咳嗽痰多；外用治疗疮。用法用量：15 ～ 30g。外用适量，鲜草捣烂敷或煎水洗患处。

五行之草

记得我小时候拉肚子，妈妈会在田间、地头采摘一些马齿苋，切碎和大蒜炒在一起，或者把马齿苋混合在面粉里摊成煎饼，把大蒜碾碎调上酱油醋辣椒卷在饼子里吃，过两天病就好了。

马齿苋是一种寻常的草本植物，生命力特别旺盛，红褐色的茎，绿色厚墩墩的叶子，开着黄色的小花，可以当蔬菜食用，家乡的人称呼它为"蚂蚱菜"。采摘的时候它的根是白色的，它结的种子又是黑色的。这种朴素的植物，兼有红（火）、黄（土）、绿（木）、白（金）、黑（水）五色，所以又称"五行草"。在它小小的身躯里蕴含着自然之理，天地之道，据说常吃能延年益寿，所以又叫长命菜。

马齿苋多生于田野路边及庭园废墟等向阳处，茎平卧或斜倚，伏地铺散，茎紫红色，叶互生，有时近对生，叶片扁平，肥厚，倒卵形，似马齿状，正午时分，开直径 4 ～ 5mm 的小黄花，常常 3 ～ 5 朵簇生枝端，细小精致，华茂苍苍。马齿苋性喜高湿，耐旱、耐涝，面向骄阳旺盛生长。

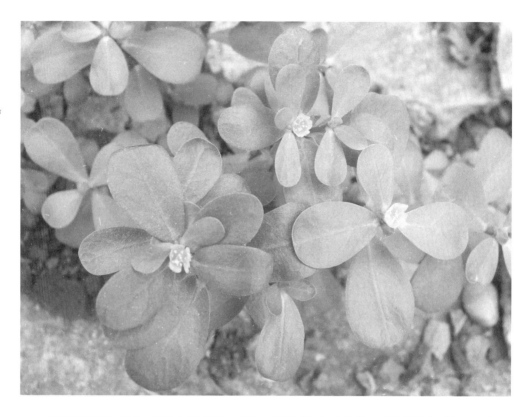

　　唐代诗圣杜甫在《园官送菜》一诗中这样描述马齿苋："苦苣针如刺，马齿叶亦繁。青青佳蔬色，埋没在中园。"他不仅是为马齿苋抱不平，更是对自己的怀才不遇而感叹。

　　中医学认为，马齿苋性寒，味甘酸，入心、肝、脾、大肠经，可以清心火、除肺热。夏季燥热，吃些马齿苋有很好的清热、解毒、凉血的作用。

　　《唐本草》这样描述马齿苋："主诸肿瘘疣目，捣揩之；饮汁主反胃，诸淋，金疮血流，破血癖癥瘕，小儿尤良；用汁洗紧唇、面疱、马汗、射工毒、涂之瘥。"所以马齿苋有清热解毒、凉血止血、止痢功效。主治热毒血痢，痈肿疔疮，湿疹，丹毒，蛇虫咬伤，便血，痔血，崩漏下血等疾病。

　　马齿苋性寒，脾胃虚寒者慎用。不宜与甲鱼同食，否则会导致消化不良、食物中毒等症。孕妇忌用。

紫苏宽中

每到六七月份，下班经过菜市场，经常可以见到附近的菜农拿着一些刚刚采摘下来的紫苏叶摆在地上叫卖，紫苏叶紫绿相间，鲜艳欲滴。我常会买一些回家做汤或凉拌，色香味俱全。紫苏叶作为菜肴在我国历史悠久：汉代张衡写的《南都赋》中有"苏菝紫姜，拂彻膻腥"，说的是紫苏、茱萸、紫姜能去掉腥臭味。煮蟹、煮虾时都可以放点紫苏，元代倪瓒编写的《云林堂饮食制度集》中介绍了一种煮蟹法："用生姜紫苏橘皮盐同煮，才火沸透便翻，再一大沸透便啖。"宋代吴自牧编写的《梦粱录》记载了杭州的分茶酒店卖一些下酒食品，其中有"紫苏虾"。宋仁宗曾命翰林院制定消暑的汤饮"以紫苏熟水为第一"。元代吴莱写的《岭南宜濛子解渴水歌》中有"向来暑殿评汤物，沉木紫苏闻第一"的诗句。明代宋诩编写的《竹屿山房杂部》中记载了紫苏熟水的做法："紫苏摘新叶，阴干。用时隔纸火炙，作沸汤泡，蜜封，热饮，冷则伤人。"

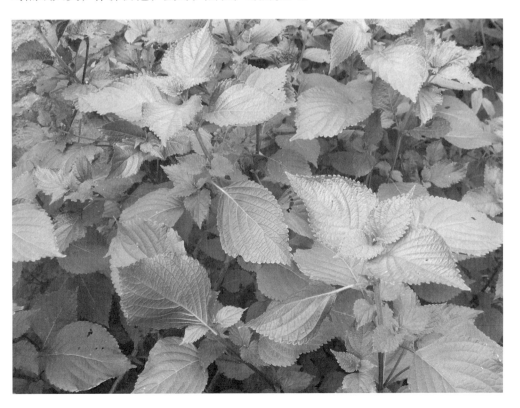

宋代陈直编写的《养老奉亲书》中记载了一种紫苏粥方，能治老人冷气、心痛牵引背脊，不能下食——"紫苏子（三合，熬，细研），青粱米（四合，淘），上煮作粥，临熟，下苏子末调之。空心服为佳"。

明代宋诩编写的《竹屿山房杂部》中记载了紫苏糕的做法——"紫苏叶（晒干，一斤）、薄荷叶（晒干，八两）、杏仁（煮去皮尖苦味炒，四两）、白豆仁（四两）、缩砂仁（四两）、干姜（四两）、乌梅肉（焙干，四两）俱为末，每斤计熟蜜六两和匀，裁为片用"。

清代顾仲编写的《养小录》中记载了做梅酱的方法——"三伏取熟梅捣烂，不见水，不加盐，晒十日。去核及皮，加紫苏，再晒十日收贮。用时或盐或糖，代醋亦精"。

紫苏叶不仅是一种蔬菜，也是一种中药材，性味辛温，归肺、脾经。有解表散寒，行气和胃之效。用于风寒感冒，咳嗽呕恶，妊娠呕吐，鱼蟹中毒。《本草纲目》记载："行气宽中，消痰利肺，和血，温中，止痛，定喘，安胎。"

宋代章甫写了一首《紫苏》诗：

吾家大江南，生长惯卑湿。

早衰坐辛勤，寒气得相袭。

每愁春夏交，两脚难行立。

贫穷医药少，未易办芝术。

人言常食饮，蔬茹不可忽。

紫苏品之中，功具神农述。

为汤益广庭，调度宜同橘。

结子最甘香，要待秋霜实。

作腐窨粟然，加点须姜蜜。

由兹颇知殊，每就畦丁乞。

飘流无定居，借屋少容膝。

何当广种艺，岁晚愈吾疾。

诗人居江南湿地，生活贫困，得病后缺医少药，以紫苏为食减轻病痛。

紫苏有叶、子、梗三类，紫苏叶性味辛温，具有发表、散寒、理气、止咳的功效；紫苏子则主要是下气消痰、润肺；它的梗能和胃降气，治疗胃气上逆。宋代《太平惠民和剂局方》之香苏散：香附（炒香，去毛）、紫苏叶各四两，甘草（炙）一两，陈皮二两（不去白），上为粗末。功能疏散风寒，理气和中。治四时瘟疫伤寒，形寒身热，头痛无汗，胸脘痞闷，不思饮食。

《皆效方》三子养亲汤：紫苏子、白芥子、莱菔子各9g。三药微炒，捣碎，布包微煮，频服。温肺化痰，降气消食。主治痰壅气逆食滞证。症见咳嗽喘逆，痰多胸痞，食少难消，舌苔白腻，脉滑。

《辨证录·卷十二》舒气饮：人参30g，当归30g（酒洗），川芎15g，白芍15g（酒炒），紫苏梗9g，牛膝6g，陈皮3g，柴胡2.4g，葱白22cm，水煎服。功能主治：治妊娠气逆难产。

荠菜果腹

人类的农业起源自原始的采集经济。直到今天，很多地方的人还有采食野菜的习俗。《诗经》的那个时代，农业生产还不发达，人们需要的菜蔬有很多需要从野外采集——也就是采野菜。《诗经》里有许多野菜，例如薇（野豌豆苗）、荇菜、卷耳、蘩（伊蒿、白蒿）、蕨、荼、荠菜、莫（酸模草）、蒲、杞（枸杞）、苢（蒲公英）、蓫（羊蹄菜）、蕡、莪（莪蒿）、堇等。

"城中桃李愁风雨，春在溪头荠菜花"，宋代文学家辛弃疾的词，道出了荠菜与春天的关系，而爱国诗人陆游的"残雪初消荠满园，糁羹珍美胜羔豚""日日思归饱蕨薇，春来荠美勿忘归"更是点明了荠菜的味美香浓。荠菜，又名野荠、野菜、地菜、护生草、鸡心菜。

我读小学的时候，妈妈在一所乡村小学任教，每年三月份，我下午放学后就和一帮小朋友去田间挖荠菜，在夕阳的余晖中，小伙伴的身影在田野里跳来跳去，如果有人发现荠菜多的地方，会呼唤大家过来一起挖。每当发现大如盘底的荠菜匍匐在地面，我们都会欣喜地用小铲子连根挖起，以保持荠菜的完整。不用很长时间，每个人的小篮子就装满了荠菜，新挖的荠菜充满了生命力和活力，小伙伴带着丰收的喜悦回家。

荠菜用来做包子、饺子或煮面都非常好吃，吃的时候能感受到田野的气息和春天的味道。

"荠"字从"艹""齐"声。齐，一说是荠菜开花的样子。甲骨文"齐"是三个小三角形，像三朵荠菜花。几千年来，荠菜渡济百姓度过春荒，金文"齐"底下是"土"，就是荠菜生长的大地。"荠"就是出自"齐"，"救济"就是源自"齐"和"荠"。

中医学认为，荠菜味甘，性平、凉，入肝、肺、脾经，具有和脾、清热、利水、消肿、平肝、止血、明目的功效。主治痢疾、水肿、淋证、乳糜尿、吐血、衄血、便血、月经过多、目赤肿痛等疾病。如《广西中草药》记载："治痢疾：荠菜 60g，水煎服。"《三因极一病证方论》记载："治肿满、腹大，四肢枯瘦，小便涩浊：甜葶苈（纸隔炒）、荠菜根等分。上为末，蜜丸如弹子大。每服 1 丸，陈皮汤嚼下。"《圣济总录》记载："治眼生翳膜，荠菜不拘多少，洗净，焙干，碾为

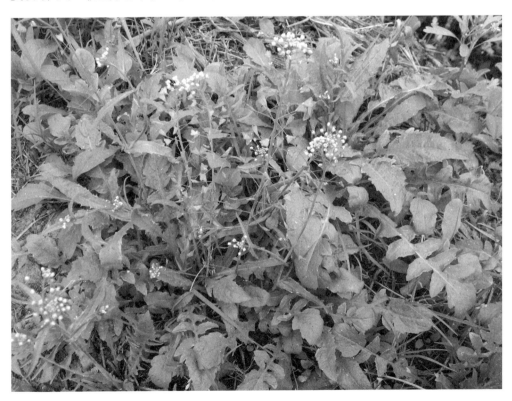

末，细研，每夜卧时，先净洗眼了，挑半米许，安两大眦头，涩痛莫疑。"

油菜花香

绿色的长枝，顶端亮黄的小花。明媚、阳光、清新，如晨起的露珠、早春的嫩叶。对花深深地吸一口气，清香后的淡淡苦涩，让我有朝食落英的想法。

最喜欢看油菜花，在房前、屋后、小山坡零散地生长，它同迎春花一样，是春的使者，但它比迎春花更热情、更质朴，初春有它的身影，暮春也离不开它装点山色。

记得有一年清明节，我和弟媳去祭奠长眠在茂陵陵园的父亲，当搭乘出租车途经一片野生的油菜花地时，那积极向上的、代表希望的金黄色吸引着我们，我督促司机临时停车，我和弟媳冲进油菜花地，大把大把地采摘着金色的花朵，它承载着春天，比任何鲜花都自然亲切，它最能向父亲传递我们现在的生活信息。

我时常有一种冲动，想躺在油菜花地里睡上一觉，或是在油菜花丛中晒太阳读书。但这些愿望至今没有实现过。前几天从白云山西门登山，在半山腰有一小片油菜花开的正盛，花高约一米左右，成排栽种，中间留有很小的间隙，供游人

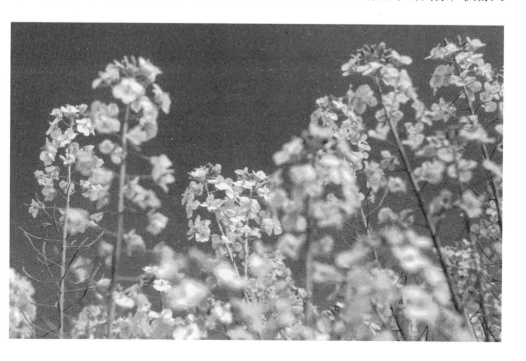

拍照。我跑进油菜花地，从这头到那头，长度不过十米，假如我是一只蜜蜂，它对我来说也许是一片海洋。

在广州的菜市场，街头常常卖一种叫作"菜心"的青菜，它是一种可食的小型油菜花，嫩嫩的绿、淡淡的黄，这种蔬菜是我饭桌上的常客，因为它让我触摸到春天的暖风。

如果给我一天时间，如果允许我在油菜花海中畅游，我一定花半天时间在花丛中奔跑，兴奋地、热烈地释放我对自然的爱！跑累了、跑倦了，别阻止我，让我倒在花丛中好好睡一觉，我能听到大地的呼吸、昆虫的鸣叫，在梦中能触碰到最原始的本真在升华后重归原始的质朴与天然。采采苤苢，薄言采之。采采苤苢，薄言有之……在梦中，我回到了几千年前的诗经时代，在平原秀野，与少妇村姑一起唱起这首歌，那是对自然、对生活的热爱和期待。

菜籽油始载于《天工开物》："凡油供馔食用者……芸苔子次之。"中医学认为，菜籽油味甘、辛，性温，可润燥杀虫、散火丹、消肿毒。姚可成的《食物本草》谓菜籽油"敷头，令发长黑。行滞血，破冷气，消肿散结。治产难，产后心腹诸疾，赤丹热肿，金疮血痔"。临床用于蛔虫性及食物性肠梗阻，效果较好。

《本草纲目》则谓油菜籽"炒过榨油，黄色，燃灯甚明，食之不及麻油。近人因油利，种植亦广云"。

扁豆花开

扁豆花在乡下很常见，七八月份开放在乡村的墙脚、篱笆旁、水渠边，或者整片的扁豆地里。扁豆花淡紫色或白色，在绿色扁豆叶的陪衬下，仿佛豆蔻年华的小家碧玉，清新自然可爱。虽没有芬芳的气味，却充满了生活的气息。清代学者查学礼在诗词中写道："碧水迢迢漾浅沙，几丛修竹野人家。最怜秋满疏篱外，带雨斜开扁豆花。"一段疏篱、扁豆花带雨斜开带给诗人的是心灵的归隐，这份归隐如扁豆花在斜风细雨中不忘初心，寂然绽放。

看见扁豆花，就想起明代诗人王伯稠的扁豆花诗："豆花初放晚凉凄，碧叶荫中络纬啼，贪与邻翁棚底语，不知新月照清溪。"乡村的傍晚凉风习习，扁豆花开，络纬在绿叶中鸣啼，我和邻家老翁在瓜棚下闲聊，不知不觉一轮新月升起，

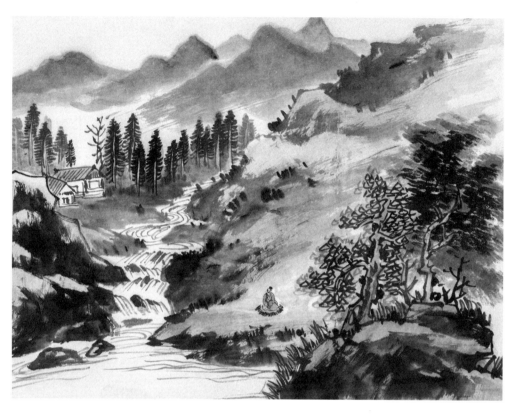

月光下小溪的水清波泛起。诗中的清风、明月、流水、扁豆花、络纬啼，静中有动，从视觉到听觉勾勒出一幅乡村美景图。

扁豆开花不为取悦他人，只为结出饱满的扁豆。小时候在乡下，偶尔做饭的时候没有备菜，外婆便到门前的菜地里，摘一些嫩嫩的扁豆，直接煮在面里，清香可口，充满生机。

扁豆花也是一味中药，7～8月间采收未完全开放的花，晒干或阴干。扁豆花性味甘、平，归脾、胃、大肠经。有解暑化湿，和中健脾的功效。用于治疗夏伤暑湿，发热，泄泻，痢疾，赤白带下，跌打伤肿等疾病。

我在临床上遇到消化不良、湿气重的患者，很喜欢用扁豆花这味药，再配合健脾的白术、理气的的陈皮，常取得很好的疗效。

针对有些湿气重伴有口腔异味的患者，可以用扁豆花5g，佩兰5g，泡水喝1周。

第九章 草木有情

绿叶是无私的。萧瑟寒风过，落叶归根来。化作泥土，滋养母亲树，等到明年春天，在落叶的枝头，又长出一片新叶。它虽然不是去年那一片树叶，却也吸取了它的灵魂和精髓，在阳光下、在风雨之中，开始了新的归期。

　　从小喜欢绿色，深绿、浅绿、鹅黄绿，绿色是生命的象征。喜欢在早春看柳树发芽，点点嫩芽、装点着树的枝干，忽如一夜春雨，枝叶竟已悄然垂下、不到两个星期蔓长的枝条竟能随风起舞；在早春的季节里看柳树，你能感受到生命向上的力量，更能感受到绿色植物的生命信号，正是它的快速生长，让你对它的感觉从熟视无睹变得关注期待。

　　树叶就这样在自然轮回中开始了它的生命。

　　早上，太阳从东方升起，阳光洒在树叶上，树叶穿上了金色的服装，每一片都绿的发亮，在光线的透视下，脉络清晰；中午，太阳直射的时候，树叶在地上投射出点点倒影，大地成了一面镜子，照出树叶的朴素容颜；晚上，树叶静默着，它呼吸着，第二天早起的人们会在清新的空气中发现它夜晚的勤奋。

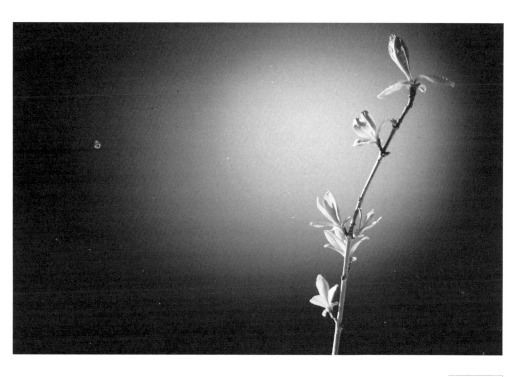

树叶是坚强的。从二月的绿上枝头，到十一月的落叶归根；从独立枝头到充当鲜花的配角；从满树翠绿到黄叶纷纷，它坦然地接受这一切。有绿的温润，也有黄的干爽。

绿叶是从容的。生、长、壮、老，从容面对，享受阳光的照射、雨水的冲洗、风儿的摇摆，当然也要承受干旱的煎熬。因为它选择了生长，也就选择了在风调雨顺的时候欢笑，在狂风暴雨的时候哭泣。欢笑与哭泣又有什么不同呢？就像日月交替一样。阳光是灿烂的，但有时可以灼伤皮肤；月亮是温柔的，但有时却暗藏杀机。

绿叶是无私的。萧瑟寒风过，落叶归根来。化作泥土，滋养母亲树，等到明年春天，在落叶的枝头，又长出一片新叶。它虽然不是去年那一片树叶，却也吸取了它的灵魂和精髓，在阳光下，在风雨之中，开始了新的归期。

许多植物的叶子都能入药，解除病痛，这是大自然对人类的又一馈赠，桑叶、竹叶、荷叶、银杏叶、人参叶、番泻叶……

空山采茶

宋代王西涧写过两句诗：古木鸦衔楮，空山人采茶。虽然只有两句，却意境深远。茶叶和中国人的生活密切相关，茶余饭后，粗茶淡饭，茶饭无心，对花啜茶，人走茶凉，都把茶和饭摆在同等位置。历代文人墨客更是写下了诸多咏茶诗词。

《诗经》之《七月》云："采荼薪樗，食我农夫。"（荼即茶）茶圣陆羽《茶经》云："茶者，南方之佳木也。"有"茶之亚圣"之称的卢仝在《走笔谢孟谏议寄新茶》中云："一碗喉吻润，两碗破孤闷。三碗搜枯肠，惟有文字五千卷。四碗发轻汗，平生不平事，尽向毛孔散。五碗肌骨清，六碗通神灵。七碗吃不得也，惟觉两腋习习清风生。"

唐代诗人元稹《一字至七字诗·茶》：

茶，

香叶，嫩芽。

慕诗客，爱僧家。

碾雕白玉，罗织红纱。

铫煎黄蕊色，碗转麹尘花。

夜后邀陪明月，晨前命对朝霞。

洗尽古今人不倦，将知醉后岂堪夸。

宋代文学家苏东坡在《次韵曹辅寄壑源试焙新芽》中写道：

仙山灵草湿行云，洗遍香肌粉未匀。

明月来投玉川子，清风吹破武林春。

要知玉雪心肠好，不是膏油首面新。

戏作小诗君一笑，从来佳茗似佳人。

曹辅（字载德，福建沙县人，宋元符进士）寄给苏轼新茶。诗中大意说：犹如仙境般的茶山，流动着的云雾滋润了灵草般的茶芽。山之清，雾之多，洗遍了嫩嫩的香肌（茶芽）。好友曹辅投我所好，把壑源出产的这样好的像圆月般的团茶寄给我，品尝个中滋味，顿觉两腋清风而生，从而感到习习春意就要来到武林了。要知道这等冰清玉洁的茶叶不但内质高雅，而且不加任何添加素，真是新芽新面。

宋代诗人杜耒写过一首《寒夜》诗：

寒夜客来茶当酒，竹炉汤沸火初红。

寻常一样窗前月，才有梅花便不同。

冬夜有客来访，一杯热茶当美酒，围坐炉前，火炉炭火刚红，水便在壶里沸腾。月光照射在窗前，与平时并没有什么两样，只是窗前有几枝梅花在月光下幽幽地开着，平添了很多意境。

茶的最早发现与利用，是从药用开始的。《神农本草经》有"神农尝百草，日遇七十二毒，得茶而解之"。茶先是一味中药材，后来才被开发成为一种饮品。

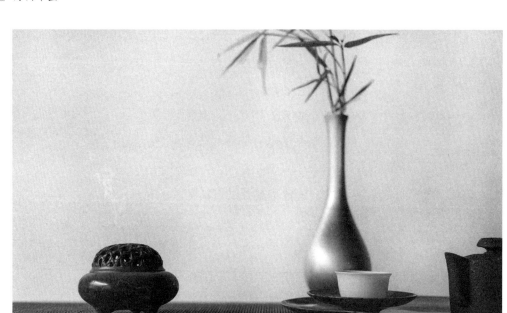

中医经典方"川芎茶调散"，其服用方法里就注明了"服时以清茶调下"。在这个方剂中，取了茶苦寒清火的作用，既可上清头目，又能制约方中其他药物温燥与升散的作用，有画龙点睛之妙。

茶作为药材，经过不同的炮制，药效也是各不相同的。茶也是一样的，炮制方法会改变茶的性质，因此每种茶的效果也是各有不同。

绿茶最寒，能清头目，除烦渴，化痰，消食，利尿，清热解毒。花茶其次，因添加的"花"类大多性温和，因此花茶多性微温，在解毒的基础上，加入了"花"的理气开郁和胃的效果。乌龙茶经过蒸制发酵，性质平和润泽，具有润肤、润喉、生津、清虚火的作用。红茶多了分火气，性质温，具有温胃消食的作用。

每个人的体质各不相同，茶的特性也各不相同，因此每个人适合的茶叶各不相同。脾胃虚寒，易于腹胀、腹泻的人不适合性寒的绿茶，而更适合性温的红茶；阴虚体质，容易口干口渴、咽干咽痛、皮肤干燥的人，更适合饮乌龙茶；平素痰湿较重，容易起湿疹，女性白带较多，男性经常饮酒者，就不适合性质润泽的乌龙茶，而更适合偏温的花茶或红茶；平素脾性急躁易怒的人就更适合具有理气开郁作用的花茶。

我国中原及以北的大部分地区四季分明，春温、夏热、秋凉、冬寒。根据季节的特点，一般主张春饮花茶以疏肝，夏饮绿茶以清心，秋饮乌龙以润燥，冬饮红茶以驱寒。

车前之草

清代词人谭献写了一首《蝶恋花·庭院深深人悄悄》：

院深深人悄悄，埋怨鹦哥，错报韦郎到。压鬓钗梁金凤小，低头只是闲烦恼。

花发江南年正少，红袖高楼，争抵还乡好？遮断行人西去道，轻躯愿化车前草。

这是描写思妇之词，上半段女子独自沉思；下半段相思刻骨，最后一句"遮断行人西去道，轻躯愿化车前草"，痴情的姑娘为了阻止心上人远行，愿意化作车前草挡住他前行的道路。可见车前草是一种非常常见的植物。

车前草又叫当道、车轮菜等，因其顽强的生命力，在门前、路边、田地、山坡、阴沟溪流等地随处可见。《本草经集注》云："人家路边甚多。"《本草图经》云："……今江湖、淮甸、近京、北地处处有之。春初生苗，叶布地如匙面，累年者长及尺余，如鼠尾，花甚细，青色微赤；结实如葶苈，赤黑色。"王旻《山居录》云："有种车前剪苗食法，则昔人常以为蔬矣。今野人犹采食之。"

车前草也是我最早认识的中药之一，记得小时候，学校组织暑假劳动实践，老师们带领学生采集中药材，其中采集最多的就是车前草，车前草匍匐在地面，嫩绿的叶子微收翘起，中间长着细长的花絮，采集起来晒干就是一味常见的中药。

车前草性寒，味甘。归肝、肾、膀胱经，具有清热、利尿、祛痰、凉血、解毒的作用，属利水渗湿药中的利尿通淋药。用于治疗水肿尿少，热淋涩痛，暑湿泻痢，痰热咳嗽，吐血衄血，痈肿疮毒。

正是因为车前草顽强的生命力和广泛的生存适应性，在两千多年前的诗经《诗经·国风·周南·芣苢》中就有记载："采采芣苢，薄言采之。采采芣苢，薄

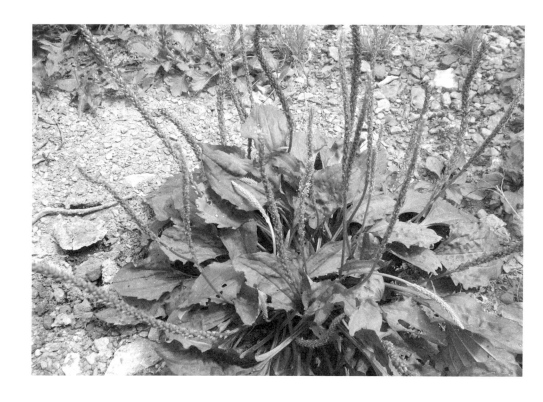

言有之。采采芣苢，薄言掇之。采采芣苢，薄言捋之。采采芣苢，薄言袺之。采采芣苢，薄言襭之。"

这首诗把读者带到千年以前春天的田野，青山依依，白云飘荡，田地里长满车前草，一大群妇女采集着车前草的嫩枝嫩叶，把衣服的前襟系在衣带间，装的满满的。这种收获感使心情愉悦，在田间载歌载舞，劳动是辛苦的，但也是快乐的。

春秋时代，战乱频繁，粮食短缺，繁殖茂盛的"芣苢"（车前草）自然成为穷人赖以生存的的食物，所以车前草不仅带来了春天的快乐，也是饥饿中的美食。

浮萍逐水

在我住的小区，附近有一个池塘，池塘里种有莲花，在稀疏的莲花之间漂浮着很多浮萍，让池塘绿色益然，充满神秘感。闲暇时，我喜欢静静地看着浮萍，鱼儿在浮萍下穿梭，浮萍随着水波缓缓荡漾，下雨的时候，雨点打在浮萍上，浮萍时开时闭；阳光灿烂的时候，太阳光透过浮萍折射出卵圆形的光晕。浮萍是水的点缀，让水充满盎然生机。

苏轼有两句诗："雨过浮萍合，蛙声满四邻。"浮萍相合、蛙声四起，从中能感受雨后空气的清新。浮萍叶下生有纤细的须根，漂浮在水面，比起扎根在土壤中的植物来说，流动性更大，所以古人也经常用浮萍来比喻人生漂泊不定，聚散难料。唐代诗人杜甫《又呈窦使君》写道："相看万里外，同是一浮萍。"南宋诗人陆游在《行路难》中写道："人无根柢似浮萍，未死相逢在何许？"唐代诗人白居易也写过："与君相遇知何处，两叶浮萍大海中。"

浮萍行踪由水流决定，无法把握自己的命运，这一点和风中杨花相似，所以古人也把浮萍和杨花联系在一起，元代宋无在《水驿》这首诗里写道："水驿相连晓夜行，浑无心记短长亭。莫笑杨花道飘泊，人生自有一浮萍。"

浮萍是柔弱的，但浮萍也可以以柔克刚，暴风雨可以把大树连根拔起，对浮萍却无可奈何。浮萍随遇而安、随水飘荡在逆境中彰显生存哲学。浮萍也是自由的，有水的地方就可以安家，泛水浮萍可自由。正因为浮萍的随意和自由，所以充满了生命的自由度和张力。浮萍与水如白云与蓝天，青山白云之去就，浮萍流水之行踪。

青青水中蒲二首

唐·韩愈

青青水中蒲，下有一双鱼。

君今上陇去，我在与谁居？

青青水中蒲，长在水中居。

寄语浮萍草，相随我不如。

清清溪水，萋萋蒲草，一双鱼儿在水中自由自在地游来游去。您如今要上陇州去，谁跟我在一起呢？蒲草青青，长期生活在水里，哪及浮萍可以自由自在地随水漂流，我亦不能如浮萍般相随君去。浮萍虽漂浮无根，但也让诗中的思妇羡慕它的来去自由。

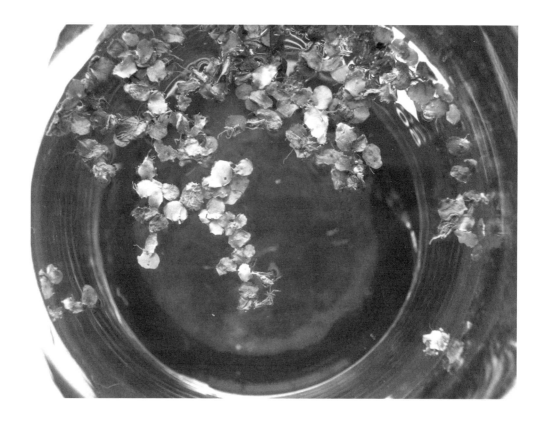

浮萍也是一味中药，多年生漂浮植物。叶状茎扁平，倒卵形或椭圆形，直径3～6mm，长6～9mm，先端圆，上面绿色，有光泽，下面紫红色，常3～4片相连，自中央下垂10余条纤维状须根，中心有明显的维管束一条，束端有根帽。佛焰苞矮小，唇形。花序由2朵雄花及1朵雌花组成，白色或淡绿色。花期夏季。

浮萍性寒，味辛，归肺经。有宣散风热、透疹、利尿作用。用量3～9g，内服煎汤，可以治疗麻疹不透、风疹瘙痒、水肿尿少。外用适量，煎汤浸洗，或研末撒或调敷。《普济方》记载以浮萍作汤沐浴，又为膏敷之可以有生发作用。

葳蕤生光

记得高中学习汉乐府《孔雀东南飞》，全文要求背诵，其有一句"妾有绣腰襦，葳蕤自生光"，至今仍记忆犹新。葳蕤（wēi ruí）这两个字难写难记，考试必考。翻开汉语词典，葳蕤有多种意思：一指草木茂盛枝叶下垂貌。东方朔的《七谏·初放》曰："便娟之修竹兮，寄生乎江潭。上葳蕤而防露兮，下泠泠而来风。"
南朝梁江洪的《咏蔷薇》曰："当户种蔷薇，枝叶太葳蕤。"唐代柳宗元的《袁家
渴记》曰："摇飏葳蕤，与时推移。"二指羽毛饰物貌。《汉书·司马相如传上》
曰："下摩兰蕙，上拂羽盖；错翡翠之葳蕤，缪绕玉绥。"颜师古注："葳蕤，羽饰
貌。"三指华美、艳丽貌，"妾有绣腰襦，葳蕤自生光"。

唐代诗人李峤写过一首诗《露》：

> 滴沥明花苑，葳蕤泫竹丛。
>
> 玉垂丹棘上，珠湛绿荷中。
>
> 夜警千年鹤，朝零七月风。
>
> 愿凝仙掌内，长奉未央宫。

作者以敏锐的观察力，洞察常人习以为常的"露珠"，露珠洒在花瓣、竹叶、
衰草上葳蕤生光，愿长久地凝结在仙掌内，长奉未央宫中。

唐代大诗人李白创作了《古风五十九首》，其中的第四十四首诗为《古风·绿
萝纷葳蕤》，"葳蕤"的意思是草木茂盛的样子。

> 绿萝纷葳蕤，缭绕松柏枝。
>
> 草木有所托，岁寒尚不移。
>
> 奈何夭桃色，坐叹葑菲诗。
>
> 玉颜艳红彩，云发非素丝。
>
> 君子恩已毕，贱妾将何为。

绿萝之叶纷披茂盛，攀援缭绕在松柏树之上。草木有所依托，岁寒之际其志
不移。为什么像鲜艳盛开的桃花一样的美人，后来却会产生葑菲之叹呢？有一女
玉颜红彩，发如乌云，正当盛年，可是君恩已毕，色未衰而爱已弛，这让她怎么
办呢？

葳蕤也是一种药材，又叫玉竹，在《本草纲目》中被称为上品。玉竹表面

呈黄白色至土黄色，有细纵皱纹。质柔韧，有时干脆，易折断，断面黄白色，颗粒状，横断面可见散列维管束小点。玉竹味甘，性平，归肺、胃经。功效是滋阴润肺，养胃生津。主治燥咳，劳嗽，热病阴液耗伤之咽干口渴，内热消渴，阴虚外感，头昏眩晕，筋脉挛痛。《本草纲目》曰："葳蕤，性平，味甘，柔润可食。"《本草拾遗》曰："主聪明，调血气，令人强壮。"

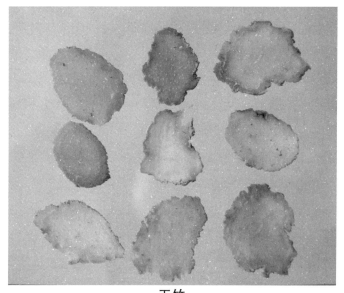

玉竹

中医方剂中的加减葳蕤汤，为解表剂，组成为生葳蕤（玉竹）、淡豆豉各 9g，红枣 2 枚，生葱白 6g，炙甘草 1.5g，桔梗、苏薄荷各 5g，东白薇 3g。功用：滋阴解表。主治：素体阴虚，外感风热证。症见头痛身热，微恶风寒，无汗或有汗不多，咳嗽，心烦，口渴，咽干，舌红，脉数。

葳蕤（玉竹）花很美，有诗为证：随风翠葆满枝翘，叶似芭蕉。遮阳避雨佑柔娇，羊脂玉透清韶。垂挂铃铛成串，连缀银苞。丰姿雅韵尽妖娆，美颜秀色如雕。

蒹葭苍苍

"蒹葭苍苍"出自《诗经·国风·秦风》中《蒹葭》一诗，"蒹葭"二字初读起来觉得绕口难懂，其实它是常见的一种植物，俗称芦苇。"蒹"指没有长穗的芦苇。"葭"指初生的芦苇。

　　蒹葭苍苍，白露为霜。所谓伊人，在水一方。溯洄从之，道阻且长。溯游从之，宛在水中央。

　　蒹葭萋萋，白露未晞。所谓伊人，在水之湄。溯洄从之，道阻且跻。溯游从之，宛在水中坻。

　　蒹葭采采，白露未已。所谓伊人，在水之涘。溯洄从之，道阻且右。溯游从之，宛在水中沚。

　　全诗借"蒹葭"起兴，在秋风乍起的清晨，晨露为霜，河边的芦苇随风飘荡，我寻找的人像芦苇一样飘忽不定，我看见她在河的另一边，想逆流而上，道路充满艰难险阻；我仿佛看见他在水的中央，想顺流而下，她却消失在远方。这首诗用芦苇、河堤做背景，仿佛一幅水墨画卷；又用芦苇的飘荡预示寻找人物的飘忽不定和难以追寻；读起来失望、焦虑不安，可寻而不可得，可望而不可即。这种情绪相信在每个人的生活中都有所体验，这也是"蒹葭"诗词之美，也是这首诗的生命力所在。

　　魏晋曹丕的《燕歌行二首·其一》中有一句"秋风萧瑟天气凉，草木摇落露为霜"，就是受"蒹葭"一诗的影响。

　　芦苇多种在水边，在开花季节一片白色随风飘荡，扑朔迷离，在蓝天的衬托下，给人一种苍茫高远的感觉。

　　唐末五代十国著名诗人王贞白写过一首《芦苇》的诗词：

　　高士想江湖，湖闲庭植芦。清风时有至，绿竹兴何殊。
　　嫩喜日光薄，疏忧雨点粗。惊蛙跳得过，斗雀袅如无。
　　未织巴篱护，几抬邛竹扶。惹烟轻弱柳，蘸水漱清蒲。
　　溉灌情偏重，琴樽赏不孤。穿花思钓叟，吹叶少羌雏。
　　寒色暮天映，秋声远籁俱。朗吟应有趣，潇洒十余株。

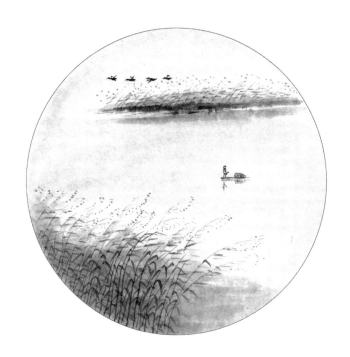

　　这首诗从江湖、芦苇、清风、翠竹、蛙声、斗雀、篱笆、古琴、朗吟等方面描写了隐居之趣、山野之趣、自然之趣。人在无忧恬淡中感受自然之美，体验生活情趣。我们可以想象，在长满芦苇的湖边，盖一座木屋，晨起在清风翠竹中散步，中午对着芦苇荡弹琴读书，远看柳丝低垂，鸟儿在树林中欢呼雀跃，若是遇到小雨的季节，烟雨蒙蒙更是多了一番意境和诗意。傍晚凉风习习，蛙声四起，稻花飘香，好一番田野之趣。

　　雪白的芦苇花在风中舞动，不仅有高士的气质，又有隐者的情怀。

　　唐代诗人翁洮在《苇丛》一首诗中这样描述芦苇："得地自成丛，那因种植功。有花皆吐雪，无韵不含风。倒影翘沙鸟，幽根立水虫。萧萧寒雨夜，江汉思无穷。"

　　芦苇也是老百姓日常生活中的常用品，在古代就用芦苇编制"苇席"用作铺炕、盖房。芦苇茎中空，古代有种乐器叫做芦笛，就是用芦苇的空茎做的。芦苇穗可以制作扫帚，芦苇花的花絮可以用来充填枕头。

　　芦叶、芦花、芦茎、芦根均可入药。《本草纲目》谓芦叶"治霍乱呕逆，痈疽"；《本经逢源》记载它有"烧存性，治活蚰诸血之功"；除芦叶为末，以葱、椒汤洗净，敷之，可治发背溃烂。芦花止血解毒，治鼻衄、血崩，上吐下泻。《本草图经》记载它"煮浓汁服，主鱼蟹之毒"。芦苇既是菜肴中佳品，又能治热血口渴、淋病。《玉楸药解》说它能"清肺止渴，利水通淋"，《本草纲目》记载它能"解诸肉毒"。

芦茎、芦根更是中医治疗温病的要药，能清热生津，除烦止呕，在孙思邈的《备急千金要方》里，用的是苇茎部分，叫"千金苇茎汤"，主要用于治疗肺痈，具有清肺化痰、逐瘀排脓的功效。

芦根始载于《名医别录》，列为下品。《新修本草》曰："生下湿地。茎叶似竹，花若荻花。二月、八月采根，日干用之。"《本草图经》谓："芦根，旧不载所出州土，今在处有之。生下湿陂泽中。其状都似竹而叶抱茎生，无枝。花白作穗，若茅花。根亦若竹根而节疏。"

芦根属于清热泻火药。味甘，性寒，归肺、胃经，有清热生津、除烦、止呕、利尿的功效。主治热病烦渴、胃热呕吐、肺热咳嗽、肺痈吐脓、热淋涩痛。内服：煎汤，15～30g（鲜品60～120g）；脾胃虚寒者忌服。银翘散、桑菊饮中都用有芦根，用其清热生津的功效。

合欢蠲忿

三国时期魏国嵇叔夜（康）《养生论》中有一句"合欢蠲忿，萱草忘忧，愚智所共知也"。这里"合欢"指的是一味中药：合欢皮为豆科植物合欢的干燥树皮，多于夏秋季节剥取，晒干而成。《神农本草经》曰："合欢，味甘平。主安五脏，利心志，令人欢乐无忧……生山谷。"清代《本草求真》曰："合欢因何命名？其服之脏腑安养，令人欢欣怡悦，故以欢名……植于庭除，干似梧桐，枝甚柔弱。叶似皂角，极细繁密，叶则夜合者是。"

合欢的花朵像一束粉红色丝线构成的小扇子，又因其花型酷似古代的马头上的饰物"缨"，所以又名"马缨花"。合欢花因昼开夜合故名"夜合"。古人以合欢花赠人，谓能去嫌合好。

晋代崔豹的《古今注·草木》曰："合欢，树似梧桐，枝叶繁互相交结，每风来，辄身相解，了不相牵缀，树之阶庭，使人不忿，嵇康种之舍前。"《古今

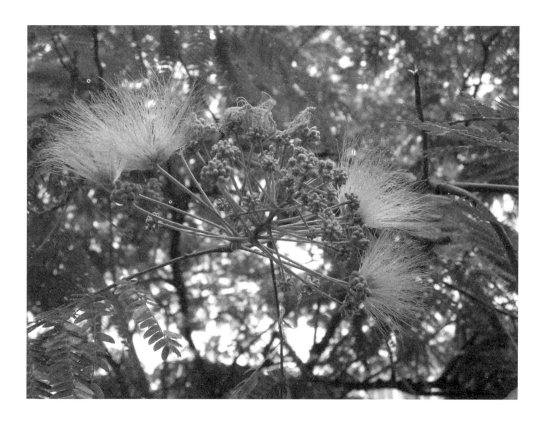

注·问答释义》曰："欲蠲人之忿，则赠之青堂，青堂一名合懽，合懽则忘忿。"
清人李渔说："萱草解忧，合欢蠲忿，皆益人情性之物，无地不宜种之……凡见此
花者，无不解愠成欢，破涕为笑，是萱草可以不树，而合欢则不可不栽。"所以合
欢树也是房前屋后、池塘溪流经常栽种的树种之一。

　　以大地为席、蓝天作庐，坐在合欢树下欣赏着美丽的合欢花，嵇康的树下体
验是：

　　　　　　　夜合枝头别有春，坐含风露入清晨。

　　　　　　　任他明月能相照，敛尽芳心不向人。

　　李商隐寄相思予合欢：

相思树上合欢枝，紫凤青鸾共羽仪。

肠断秦台吹管客，日西春尽到来迟。

陆龟蒙望着庭前的合欢树发出了感慨：

合欢能解恚，萱草信忘忧。

尽向庭前种，萋萋特地愁。

不管是合欢树下的抬头仰望还是站在窗前的远眺，合欢代表情人相思后的重逢，亲人、朋友分别后的团圆，它是美好无忧的象征，是快意人生的潇洒。

合欢皮味甘，性平，归心、肝经，善于解肝郁，能使五脏安和、心志欢悦，以收安神解郁之功效，是治疗情志不遂、愤怒、心神不安、忧郁失眠等的药。合欢皮又入肺经，能消散内外痈肿，所以可用于治疗肺痈、疮疡肿毒等。合欢皮入肝经能活血散瘀，所以《本草纲目》说它有和血消肿止痛之功，可用于治疗跌打损伤、血瘀肿痛等。

合欢花的花和花蕾，味甘性平，归心、肝经，具有疏肝解郁、理气安神、明目止痛、通络的作用。治疗肝郁胸闷，失眠健忘，风火眼疾，视物不清，咽喉肿痛，跌打损伤，神经衰弱。

五味杂陈

人的一生，经历了酸甜苦辣后，回首过往，总喜欢用一个成语总结，就是五味杂陈。不管是大人物还是小人物，在百年岁月中既有风花雪月，也有狂风暴雨；既有山花烂漫，也有雪拥蓝关马不前。波澜不兴的人生如平坦大道枯燥无味，只有尝遍人生百味并能用平静恬淡的心欣赏这美好的世界才是真正的生活。

在中药药材中，有一味中药五味皆有，名曰五味子。唐代《新修本草》载"五味皮肉甘酸，核中辛苦，都有咸味"，故有五味子之名。五味子分为南、北二种。古医书称它为荎蕏、玄及、会及，最早列于《神农本草经》上品中药，能滋补强壮之力，药用价值极高，有强身健体之效，与琼珍灵芝合用治疗失眠。

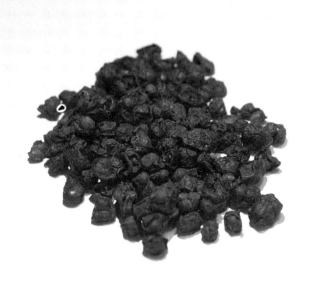

五味子

五味子味酸性温，归肺、心、肾经，有收敛固涩、益气生津、宁心安神的功效。主治咳嗽虚喘、梦遗滑精、尿频遗尿、久泻不止、自汗盗汗、津伤口渴、心悸失眠。

唐代名医孙思邈这样描述五味子：五月常服五味子以补五脏气。遇夏月季夏之间，困乏无力，无气以动，与黄芪、人参、麦门冬，少加黄柏煎汤服，使人精神顿加，两足筋力涌出。生用。六月常服五味子，以益肺金之气，在上则滋源，在下则补肾。

中医学认为，五味子性味酸温无毒，对改善老年心血不足、心气虚、心肾不交之失眠心悸均有良好作用。故常用于老年肺肾虚损之咳喘，气短，老年自汗、盗汗，津伤口渴，消渴，阴虚口干，老年心虚、心悸怔忡，健忘失眠。

《医学启源》有一个处方"生脉散"，组成：人参10g，麦门冬15g，五味子6g。加水煎汤服。本方以人参益气生津补肺为君药；麦门冬养阴清热，润肺生津，为臣药；五味子敛肺止汗，生津止渴，为使药。全方三味药发挥补、清、敛作用。

心肾气虚，有早泄、遗精、遗尿、失眠、健忘、心悸、自汗、盗汗等症状，可以泡五味子茶喝。

组成：五味子15g，冰糖30g。

制法：将五味子洗净，用开水略烫，立刻捞出，放在茶杯内，加入冰糖，用开水冲泡，1日2～3次。湿热症状明显人群不宜应用。

黄花地丁

宋人薛田《成都书事百韵》句："地丁叶嫩和岚采，天蓼芽新入粉煎。"野菜蒲公英又名黄花地丁，凉拌加醋加麻油生吃，苦味清热。

小时候唱过一首歌曲：我是蒲公英，长在田野边，一朵小黄花，打开千把伞……走在田间的小路上，蒲公英开着黄色的花朵，绿色的茎折断有白汁流出，种子成熟时上有白色冠毛结成的绒球，花开后随风飘到新的地方孕育新生命。

近代诗人左河水写过一首赞美蒲公英的词：

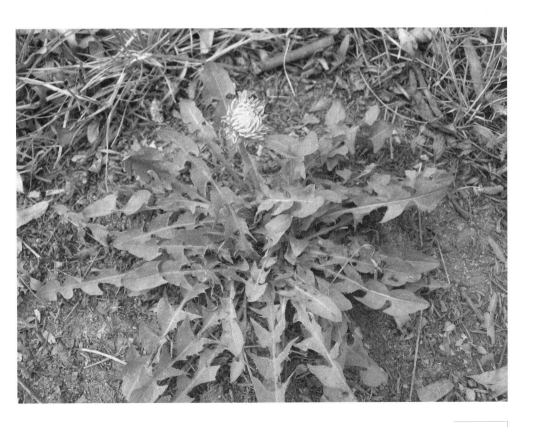

思佳客·蒲公英

冷落荒坡艳若霞，无花名分胜名花。凡夫脚下庸杂贱，智士盘中色味佳。飘若舞，絮如纱，秋来志趣向天涯。献身喜作医人药，意外芳名遍万家。

漫山遍野的蒲公英一片金黄，虽无花名胜过名花。凡夫把它当杂草一样铲除，智者识得它是一种色味俱佳的菜肴。秋天到来的时候，蒲公英种子上的白色冠毛结成的绒球，如絮如纱。一阵秋风吹来，它翩翩起舞，飞上蓝天，飘落于天涯海角。蒲公英贡献自己的身体作为医治疾病的药物，在中医药中留名万家。

蒲公英作为药物始载于《唐本草》，谓："蒲公草，叶似苦苣，花黄，断有白汁，人皆啖之。"蒲公英味苦、甘，性寒，入肝、胃经，功效清热解毒，利尿散结。阳虚外寒、脾胃虚弱者忌用。在临床上常取蒲公英单味新鲜者，捣碎，取汁直接敷于痛处，治肺癌引起的疼痛；单味蒲公英新鲜者，捣碎，加鸡蛋清（少加白糖）调糊，外敷，治流行性腮腺炎；单味蒲公英捣烂取汁，高温消毒后点眼，治砂眼痒痛。

木有枝兮

春秋时期《越人歌》记载了一个这样的故事：楚王母弟鄂君子皙在河中游玩，钟鼓齐鸣。摇船者是位越人，趁乐声刚停，便抱双桨用越语唱了一支歌。鄂君子皙听不懂，叫人翻译成楚语。歌词是：

> 今夕何夕兮，搴舟中流。
> 今日何日兮，得与王子同舟。
> 蒙羞被好兮，不訾诟耻。
> 心几烦而不绝兮，得知王子。
> 山有木兮木有枝，心悦君兮君不知。

歌中唱出了越人对子皙的那种深沉真挚的爱恋之情，歌词声义双关，委婉动

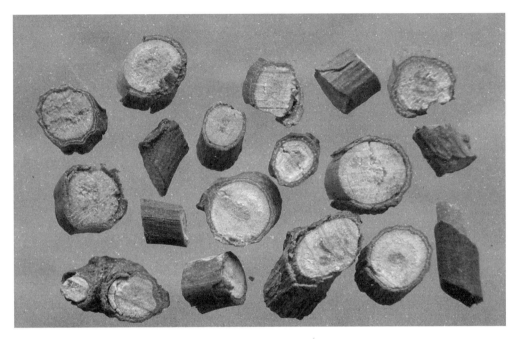

桂枝

听。"山有木兮木有枝，心悦君兮君不知"更是表达了委婉真挚又隐含伤感失落的情感。山上有树树上有枝，树与枝本为一体灵犀相通；而人与人之间最远的距离是我站在你对面，你却不知道我爱慕你。

在自然界，许多植物的嫩枝都可以入药，比如桂枝。桂枝是樟科植物肉桂的干燥嫩枝，味辛、甘，性温，归肺、心、膀胱经。功效：发汗解表、散寒止痛、通阳化气。用于风寒感冒、寒凝血滞诸痛症，以及痰饮、蓄水证、心悸的治疗。《本草纲目》记载桂枝"治一切风冷风湿，骨节挛痛，解肌开腠理，抑肝气，扶脾土，熨阴痹"。

桂枝汤被称为"伤寒第一方"。桂枝汤是由"桂枝（去皮）三两，芍药三两，甘草（炙）二两，生姜（切）三两，大枣（擘）十二枚"等5味药组成，常用于头痛发热，汗出恶风，鼻鸣干呕，苔白不渴，脉浮缓或浮弱的太阳中风表虚证，它的煎服方法是"以水七升，微火煮取三升，去滓，适寒温，服一升"。

服用桂枝汤也有讲究，一是"服已须臾，啜热稀粥一升余，以助药力"，喝完桂枝汤之后大约一刻钟，就需要喝热粥一碗；二是"温覆，令一时许，遍身漐漐微似有汗者益佳，不可令如水流漓，病者必不除"，喝完药、饮完粥之后，就要用被子盖上，用来捂汗，需要全身都出一点毛毛汗，不能大出汗，病才能痊愈。

除了桂枝以外，我们常见的柳枝也是一味中药。柳枝为杨柳科植物垂柳的枝条。提起杨柳，便想起长亭外、灞桥边，折柳相送；酒醒时，杨柳岸，晓风残月。"柳树"在古人的心中不亚于天空的一轮明月。它是一种柔情，一丝缠绵，一份思念，一种牵挂。柳树是春的信使，在早春二月，雪花初消，那长短不齐的垂条镶嵌着浅黄的细叶含风轻拂，满城春色宫墙柳，二月的春风剪出春的气息传递给从严冬走来的人们。

描写柳树最著名的莫过于唐代王维写的《送元二使安西》：

渭城朝雨浥轻尘，客舍青青柳色新。

劝君更尽一杯酒，西出阳关无故人。

一场春雨清晨纷纷坠落，空气清新明媚，客舍周围柳树的枝叶在阳光的照耀下油光发亮。好友即将远行，执酒一杯，依依话别。向西出了阳关，老朋友就再难相聚。

《送元二使安西》又名《阳关三叠》，《阳关三叠》也是一首著名的古琴曲，谱入琴曲后又增添了一些词句，加强了惜别的情调。

《本草纲目》记载："杨枝硬而扬起，故谓之杨；柳枝弱而垂流，故谓之柳，盖一类二种也，苏恭所说为是。"《说文解字》云："杨，蒲柳也；从木易声。"又《尔雅》云："杨，蒲柳也；旄，泽柳也；柽，河柳也。"观此，则杨可称柳，柳亦可称杨，故今南人犹并称杨柳。杨柳纵横倒顺，插之皆生。春初生柔夷，即开黄蕊花，至春晚叶长成后，花中结细黑子，蕊落而絮出如白绒，因风而飞。其嫩芽可作饮汤。

柳枝味苦、性寒，归胃、肝经，功效祛风利湿，解毒消肿。主风湿痹痛，小便淋浊，黄疸，风疹瘙痒，疔疮，丹毒，龋齿，龈肿。内服：煎汤，15～30g。外用：适量，煎水含漱；或熏洗。《本草拾遗》曰："治小儿一日五日寒热，煮柳枝浴之。"

风摇翠竹

唐代诗人王维写过一首《竹里馆》的五言诗：

> 独坐幽篁里，弹琴复长啸。
>
> 深林人不知，明月来相照。

傍晚来临，诗人携一张古琴，来到幽静的竹林里，弹琴高歌。竹林深邃安静，一轮明月抛洒清辉，月光、竹林、诗人、古琴构成一幅天人合一的隐士抚琴图。每当读起这首诗，我时常在想，诗人为什么选择竹林弹琴，而不是亭台楼榭，或者山水之滨？翠竹浓郁、竹林幽静，在竹林中弹古琴，中空外直的翠竹成了天然的屏障和扩音器，更衬托出古琴声音的深沉、幽远、宁静。

魏晋名士"竹林七贤"也经常在竹林饮酒、弹琴、高谈阔论。竹子挺拔耸立，独立顽强，虚怀若谷，毫无媚世之态。

清风徐来，竹叶飒飒，明月之下，竹影婆娑，深深地触动着热爱生活、勤于观察的历代文人。翠竹四季常青、傲然耸立的品格，更让文人引为同道，所以中国文人的居室中大多植有竹子。苏东坡说："宁可食无肉，不可居无竹。无肉令人瘦，无竹令人俗。人瘦尚可肥，士俗无可医。"

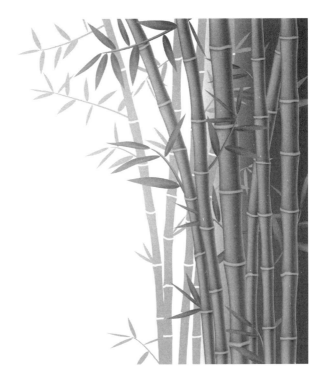

曹雪芹在《红楼梦》中，给黛玉的住处潇湘馆周围种满了翠竹，象征黛玉"质本洁来还洁去，强于污淖陷渠沟"的高洁品质。

竹叶轻盈细巧，嫩枝百般柔情，北宋文学家秦观《满庭芳·碧水惊秋》中有一句："西窗下，风摇翠竹，疑是故人来。"写景是为了怀念故人，秋愁是因为回不去的过往。这几句是从唐人李益诗句"开门风动竹，疑是故人来"演化而来。

有一味中药"淡竹叶"又称竹叶，我在临床上经常使用。淡竹叶为竹子的干燥茎叶，味甘、淡，性寒，归心、肺、胃、膀胱经。有清热泻火、除烦、利尿的功效，用于热病烦渴、口疮尿赤、热淋涩痛的治疗。《本草纲目》记载："去烦热，利小便，除烦止渴，小儿痘毒，外症恶毒。"

坐在竹林里抚琴可以静心，如果有心烦口渴的症状可以泡一点竹叶水喝，能够清心安神。

桑叶通禅

生活于南北宋之交的著名诗人陈与义写过一首诗：

> 我策三十六，第一当归田。
> 柴门种杂树，婆娑乐余年。
> 是中三益友，不减二仲贤。
> 柏树解说法，桑叶能通禅。

"柏树解说法"出自唐代赵州和尚以"庭前柏树子"回答"如何是祖师西来意"的著名典故；"桑叶能通禅"之说源自医方，据唐初孙思邈《千金翼方》卷十二中"正禅方"记载，以"春桑耳、夏桑子、秋桑叶"等捣筛配置服用能证禅境，并最终达到"得见佛性"的殊胜境界。

小时候，母亲在乡下教书，村子里有几棵大桑树，每当桑椹成熟的时候，大人们便开始采摘，小孩子们围着桑树边吃边玩耍，把多出来的桑椹装在口袋里面，成熟的果实把口袋染成了黑紫色。

上中学的时候，语文课本里有一篇《陌上桑》，至今令我记忆犹新："日出东南隅，照我秦氏楼。秦氏有好女，自名为罗敷。罗敷喜（善）蚕桑，采桑城南隅。青丝为笼系，桂枝为笼钩。头上倭堕髻，耳中明月珠。缃绮为下裙，紫绮为上襦……"太阳从东南方向升起，阳光照在秦家的小楼。秦家有位美丽的姑娘，取名罗敷。罗敷善于采桑养蚕，有一天在城南边侧采桑。手里提着用桂树枝做钩笼并配有青丝做络绳的篮子。头上梳着堕马髻，耳朵上戴着宝珠做的耳环；浅黄色有花纹的丝绸做成下裙，紫色的绫子做成上身短袄……一个提篮采桑的美丽女子映入读者眼帘。

"及此桑叶绿，春蚕起中闺。"植桑养蚕是我国古代劳动人民重要的劳作内容：春取桑枝，夏摘桑椹，秋打霜桑叶，冬刨桑白皮。桑树在四季更替中奉献着自己，桑枝、桑椹、桑叶、桑白皮都是中药。

桑叶为桑树的叶子，初霜后采收，所以又称为霜桑叶。中医学认为，桑叶味甘、苦，性寒，归肺、肝经，具有疏散风热、清肺润燥、清肝明目等作用，适用于风热感冒，肺热燥咳，头晕头痛，目赤昏花等症。一般用量为 5～9g。桑叶，尤其是霜降过后采收的桑叶，疗效更好。

桑枝是桑树的嫩枝，春末夏初采收。其性味苦平，偏入肝经，功擅祛风湿，

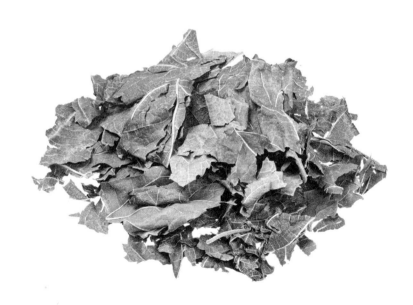

桑叶

通经络，利关节，行水气。多用于治疗风湿痹痛、四肢拘挛、水肿、身痒等症，尤擅疗上肢痹痛。可煎汤或熬膏内服，亦可煎水外洗。此外，把桑树的枝条烧灼后，可沥出汁液，名桑沥，《本草纲目》等书载其能治疗"大风疮疥"、破伤风、小儿身面烂疮等症。

桑白皮始载于《神农本草经》，秋末落叶时至第二年春季发芽前采挖桑树的根部，刮去黄棕色粗皮，纵向剖开，剥取根皮，晒干后也可入药，这种药材被称为桑白皮。桑白皮性味甘寒，归肺、脾经，具有泻肺平喘、行水消肿的功效，主治肺热喘咳、尿少水肿、面目肌肤肿胀等症。桑白皮具有降压、抗炎、抗癌等多种现代药理活性。

桑椹为桑树结的果穗，夏季采收。性味甘寒，归心、肝、肾经，有补肝益肾，滋阴补血，生津润肠，息风之功。常用于治疗阴亏血虚之眩晕、目暗、耳鸣、失眠、须发早白及津伤口渴、肠燥便秘等。煎汤、熬膏、生啖、浸酒、外洗用均可。而且农人们也亲切地称其为桑果、桑泡儿，成熟后味甜汁多，是人们常食的水果之一。

桑树的木材也可入药，且有三用：一是木材所烧成的灰，叫桑柴灰，可治疗水肿、金疮出血、目赤肿痛等；二是桑柴灰加水制汁，经过滤、蒸发后所得的结晶状物，名桑霜，可治疗噎食积块及痈疽疔毒；三是老桑树木材上的结节，名桑瘿，古人认为其能祛风除湿，疗风湿痹痛、老年鹤膝风等。可惜现在临床对桑木已鲜用了。

桑树还有一个宝贝，是我们平常绝对想不到的，就是桑树上面螳螂产卵的卵鞘，是一味中药材，即我们说的"桑螵蛸"。桑螵蛸味甘、咸，性平，归肝、肾经，具有固精缩尿、补肾助阳的作用。

桑树有很高的经济价值，比如桑木还可以用来做弓，叫做桑弧；桑树的枯枝可以当干柴；桑木及桑树皮可以用来造纸；桑叶为养蚕的主要饲料；桑木可以用来制造农业生产工具，如桑杈、车辕等，还可用于制作家具、乐器、雕刻制品等；桑椹不但可以充饥，还可以酿酒。清代诗人朱彝尊写过一首诗：樯燕樯乌绕楫师，树头树底挽船丝。村边处处围桑叶，水上家家养鸭儿。说明桑树的广泛种植。

女贞益寿

在我居住的小区里，种植着很多女贞（冬青）树，四季婆娑，枝干扶疏，枝叶茂密，春雨过后，女贞树的叶子在阳光下油绿发亮，焕发出勃勃生机。6～7月，一簇簇白黄色的小花朵开放在树间，8月份以后，由绿转紫黑的果实装点着树枝。

女贞树装点着园林、庭院，因其四季常青，古人在诗词中常常赋予它坚贞的品质。

《乐府诗集》卷五十八"琴曲歌辞二"里记载，《琴操》曰："鲁次室女作《贞女引》。"以树喻其人明其志。

> 借问怀春台，百尺凌云雾。
> 北有岁寒松，南临女贞树。

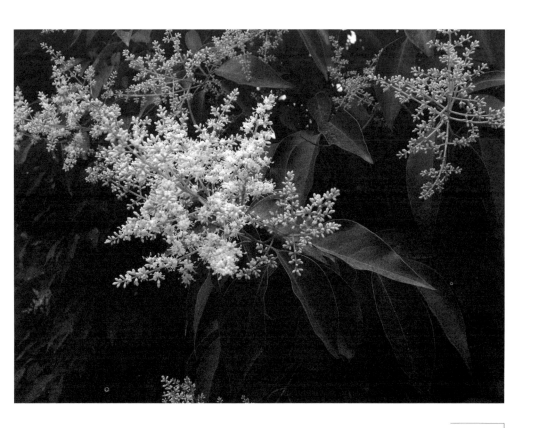

庭花对帷满，隙月依枝度。

但使明妾心，无嗟坐迟暮。

晋人苏彦在《女贞颂》中写道："女贞之树，一名冬生，负霜葱翠，振柯凌风。"李时珍在《本草纲目》里称赞女贞树说："此木凌冬青翠，有贞守之操，故以女贞状之。"

明代张羽的《杂言诗》写道：

青青女贞树，霜霰不改柯。

托根一失所，雁此霖潦多。

高枝委为薪，落叶掩庭阿。

弱柳对门植，秀色一何佳。

物性固有常，变幻其奈何。

近代学者王国维写过一首词《阮郎归·女贞花白草迷离》："女贞花白草迷离，江南梅雨时。阴阴帘幕万家垂。穿帘双燕飞。朱阁外，碧窗西。行人一舸归。清溪转处柳阴低。当窗人画眉。"

江南的梅雨时节，白色的女贞花落在草地中，星星点点。乌云如幕帘低垂，燕子穿梭烟雨蒙蒙之中。红楼外，碧窗下，一叶扁舟载游人而归。柳树低垂，溪水通幽，棂花窗下，美人对镜画蛾眉。

女贞树名为女贞，其果实为女贞子，可以入药。女贞子呈卵圆形，有的稍弯曲略呈肾形。长 5～10mm，直径 3～5mm。外果皮薄，蓝黑色或棕紫色，多数极皱缩，少数鼓泡状。加黄酒蒸后晒干。味甘、苦，性平，入肝、肾经，有滋补肝肾、强腰膝、明耳目、乌须发的功效。用于治疗阴虚内热，腰膝酸软，耳聋目暗，须发早白，心悸失眠等症。《本草经疏》中说："女贞子气味俱阴，正入肾除热补精之要品，肾得补，则五脏自安，精神自足，百病去而身肥健矣。"这里点明了女贞子擅长补益肾阴。女贞子粥可治疗肾阴虚所引起的腰痛，具体做法：先将女贞子20g，枸杞子50g加水适量煎煮，过滤取汁，然后加入捣碎的山药50g，大米 100g，共煮成粥，可以当早餐来吃。

石生菖蒲

我居住的小区附近有一个花市，每天上下班路过能欣赏到各色争奇斗艳的鲜花，在花丛中少不了绿色盆景：悬挂在空中的蔓藤、绿萝，盆栽的金钱草、多肉植物。但最吸引我的是一簇簇菖蒲，叶子细长如剑，柔中带刚，颜色绿幽，既有静美之感，又有挺拔刚健的君子之风。

中国文化讲究天人合一，人与自然合一。虽不能人人依山而居，但在庭院里摆上石，种上松、竹，便能体验到"空山新雨后""清泉石上流""独坐幽篁里，弹琴复长啸"的天人相应、隐逸自然的情怀。

如果说庭院是自然的浓缩，那么书房便是中国文人修身、齐家、治国、平天下的起点。书房不一定很大，需要简约、安静、优雅。简可以制繁，使人专一；静能生慧，使人善于学习；雅能抑俗，使人不放弃抱负。在读书疲倦时，抬眼远

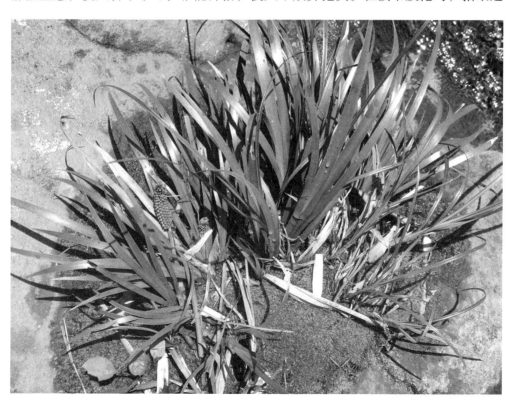

望"窗竹影摇书案上，野泉声入砚池中"，低头近观，书案菖蒲依拳石而生，绿苔点点，掌寸之间尽显天地之幽。

看到菖蒲，如曲径通幽，静美安详又充满生机。这正是中国文人追求的君子人格。孔子曰："质胜文则野，文胜质则史。文质彬彬，然后君子。"这段话的意思是质朴多于文采就难免显得粗野，文采超过了质朴又难免流于虚浮，文采和质朴完美地结合在一起，这才能成为君子。菖蒲生于石旁水边，生命力旺盛有自然之质，叶子整齐规整又如后天的"文化修养"，文质相和正是读书人追求的君子之风。宋代曾几在诗《石菖蒲》中写道：窗明几净室空虚，尽道幽人一事无。莫道幽人无一事，汲泉承露养菖蒲。

菖蒲不仅是书房雅致之物，在历代文人的笔墨里也是一味能延年益寿的神丹妙药。唐代诗人李白在《嵩山采菖蒲者》这首诗中就有这样的诗句：

神仙多古貌，双耳下垂肩。

嵩岳逢汉武，疑是九疑仙。

我来采菖蒲，服食可延年。

言终忽不见，灭影入云烟。

喻帝竟莫悟，终归茂陵田。

寄菖蒲

唐·张籍

石上生菖蒲，一寸十二节。

仙人劝我食，令我头青面如雪。

逢人寄君一绛囊，书中不得传此方。

君能来作栖霞侣，与君同入丹玄乡。

石菖蒲

宋·陆游

古涧生菖蒲，根瘦节癋密；

仙人教我服，刀匕蠲百疾。

阳狂华阴市，颜朱发如漆。

岁久功当成，寿与天地毕。

梦中反古菖蒲
宋·苏辙

百上生菖蒲，一寸十二节。

仙人劝我食，再三不忍折。

一人得饱满，余人皆不悦。

已矣勿复言，人人好颜色。

　　从以上文人的笔墨中可以看出石菖蒲是一味能使人永葆青春，延年益寿的仙药。

　　《本草纲目》云："菖蒲酒，治三十六风，一十二痹，通血脉，治骨痿，久服耳目聪明……"足见菖蒲酒有抗衰老和强身健体之效。石菖蒲曾作为古代道家或仙家重要的服食药物。如《神仙传》载有"久服轻身，不忘，不迷惑，延年，益心智，高志不老"。古代医家、道家颇为推崇菖蒲，称菖蒲为"水草之精华，神仙之灵药"。

　　石菖蒲为天南星科多年生草本植物石菖蒲的干燥根茎，味辛微温，入心、肝、脾、胃经，气薄清香，辛开芳化。功能化痰开窍，醒神益智，化湿行气，和中开胃，辟秽泄浊。

　　《神农本草经》云石菖蒲"久服轻身，不忘，不迷惑，延年"。《名医别录》谓其"聪耳目，益心智"。《本草新编》云其"能开心窍，善通气……除烦闷，能治善忘"。《本草正义》云："菖蒲味辛气温……且清芬之气，能助人振刷精神，故使耳目聪明，九窍通利。"《医学入门》则用菖蒲丸治小儿口软语迟。

　　《中华人民共和国药典》载安神补心丸：丹参300g，五味子（蒸）150g，石菖蒲100g，安神膏560g。功效：养心安神。用于心血不足、虚火内扰引起的心悸失眠、头晕耳鸣等症。

第十章　暗香浮动

唐代诗人李白写过一首《于五松山赠南陵常赞府》的诗，前四句为『为草当作兰，为木当作松。兰秋香风远，松寒不改容』。意思是做花草的话，就要做兰草；做木头的话，就要做松树。兰草在秋天依旧香清溢远；松树在冬天依然傲立雪霜。

在中药的世界里，有许多中药用自己的芳香或通窍，或化湿，或理气，或温肾，或通络。不同香气的中药，功效不同。

让我们在这一章节中一起闻香识中药吧。

有椒其馨

在讲"花椒"前，先来看看西汉历史上的椒房殿，椒房殿同属未央宫建筑群，坐落在长安城内，是大汉极为著名的一座宫殿。椒房殿是汉朝历代皇后的居所，因此，"椒房"后来也成了皇后的代称。

《汉书·车千秋传》颜师古注曰：椒房，殿名，皇后所居也。以椒和泥涂壁，取其温而芳也。椒为川椒，多子而芳香，升阳之香药，为求皇后多子多孙，正阳之气充盈，时时芳香。古人选取能够生发阳气的"川椒"等香药配伍后，磨成细粉和成膏状涂于墙壁和梁柱之上，既可保健养生、防虫防蛀，又有求得多子多孙的寓意。宋代理学家刘子翚写了一首《花椒》诗：

> 欣忻笑口向西风，喷出元珠颗颗同。
>
> 采处倒含秋露白，晒时娇映夕阳红。
>
> 调浆美著骚经上，涂壁香凝汉殿中。
>
> 鼎铼也应知此味，莫教姜桂独成功。

这首诗描写了花椒的生长、采集、晾晒、使用、食用，花椒的芬芳凝固在汉代椒房殿的墙壁里，花椒的美名记录在《诗经》的经典中。《诗经·唐风·椒聊》中就有"椒聊之实，藩衍盈升"的诗句。

小时候外婆家的院子门前有几课花椒树，春天，花椒树绽放出五角形的小白花在春风里摇曳，等到花椒快成熟的时候，每天做饭，外婆会让我采摘一些，放在锅里和面条一起煮，再放一点醋，酸麻可口。花椒成熟晒干后，碾碎的花椒和着面粉做成馒头，咬一口唇齿留香。

花椒味辛，性温，不仅是常用的食材，还是一味常用的中药，有温暖脾胃的

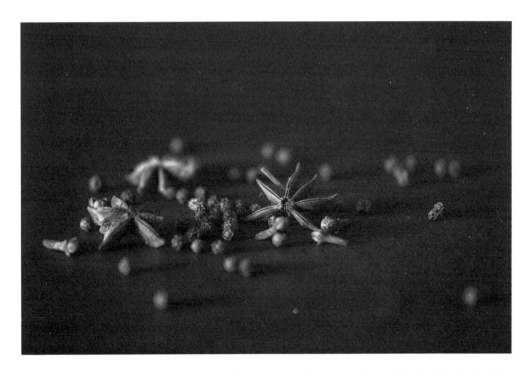

作用，记得有一段时间，我脾胃受凉，不能吃凉东西，每天炒菜的时候先取花椒20粒左右用油煎炸，再放其他菜蔬，食用两周，脾胃功能就恢复了。

此外，花椒还是一种天然的消毒剂，外用杀虫止痒作用较强。用于疥疮、湿疹或皮肤瘙痒。脚气患者经常用花椒泡脚，有非常好的治疗效果。具体方法：每次取花椒 30g 左右，用水煎 15 ～ 20 分钟，水位需没过脚踝，泡脚 15 分钟左右即可，坚持使用一到两周。

薄荷香浓

夏天，我喜欢在家里的小院子种植几盆薄荷，一阵微风吹过，清凉略带苦涩的香味弥漫在空气中，头脑顿时清醒起来，蚊虫闻此香味也四处逃散。

宋代诗人陆游写过一首《题画薄荷扇》的诗：

> 薄荷花开蝶翅翻，风枝露叶弄秋妍。
>
> 自怜不及狸奴点，烂醉篱边不用钱。

　　薄荷的花开引来蝴蝶的翻飞，风拂弄着枝条叶子上晶莹的露水滑落，这一片秋天的景象。诗人怜惜自己比不上一只小狸猫，在篱笆边喝的烂醉如泥也没有人来牵。

　　元代诗人唐琪写了一首《猫》的诗："觅得狸儿太有情，乌蝉一点抱唇生。牡丹架暖眠春昼，薄荷香浓醉晓晴。分唾掌中频洗面，引儿窗下自呼名。溪鱼不惜朝朝买，赢得书斋夜太平。"诗人在描写猫的形态、生活习性的同时，也描写出书房外牡丹花开，薄荷香浓的景象。牡丹花艳丽醒目，薄荷芳香四溢，花色与花香环绕书斋。

　　薄荷作为中药最早见于《唐本草》，其味辛，性凉，气香，入肺、肝经，有疏散风热、利咽透疹、疏肝解郁、清利头目之功效。《得配本草》载："辛、微苦，微凉。入手太阴、足厥阴经气分。散风热，清头目，利咽喉口齿耳鼻诸病。治心腹恶气，胀满霍乱，小儿惊热，风痰血痢，瘰疬疮疥，风瘙瘾疹，亦治蜂虿。"

　　现代药理学研究其具有抗刺激、消炎、止痛、局部麻醉、抗病原微生物、兴奋和抑制中枢神经系统的双重作用等。临床上用于治疗流行性感冒、头疼、目赤、身热、咽喉、牙床肿痛等症，外用可治神经痛、皮肤瘙痒、皮疹和湿疹等。

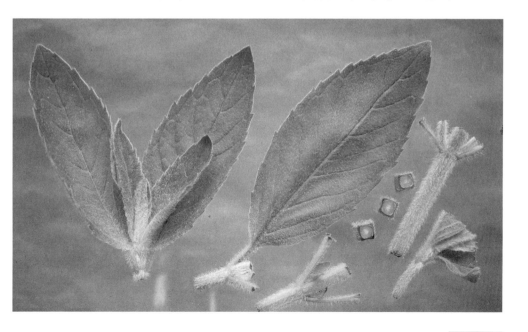

薄荷轻扬升浮，芳香通窍，功善疏散上焦风热，清利头目。薄荷凉散入肝，肝开窍于目，头面部又为肝胆经循行所过，故能清利头目。所以很多润喉糖、口香糖、牙膏、香皂中都添加有从薄荷的叶和茎中所提取的薄荷脑。

薄荷性味辛凉，芳香走窜，容易伤阴液，所以阴虚血燥、肝阳偏亢、表虚汗多者忌服。《药性论》曰："新病瘥人勿食，令人虚汗不止。"《备急千金要方·食治》曰："动消渴病。"《本经逢原》曰："多服久服，令人虚冷；阴虚发热，咳嗽自汗者勿施。"《本草从新》曰："辛香伐气，多服损肺伤心，虚者远之。"

檀香沁脾

夜深人静或黎明破晓，置琴榻，焚香鸣琴。如窗外有一轮月，或一枝早开的梅，亦或一片残败的叶，这一人、一琴、一景、一香、一书便是一幅画作了。

当空气里静的只剩呼吸时，你就能听到手指在琴面往返退复的呢喃，虚掩和掐起清晰的诉说与叹息。

香此时也慢慢地燃烧，薄薄的香雾沉积香池，又从香池缓缓地升起。琴的泛

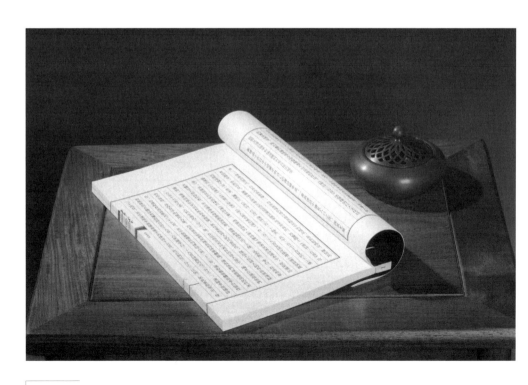

音响起，香雾随着泛音忽高忽低，在琴面上空形成小小的烟圈，烟圈逐渐扩大，烟雾由浓变淡，渐渐地没有了边际，只剩下一缕幽香弥散在整个屋子中。

陆游在诗中写道：

> 官身常欠读书债，禄米不供沽酒资，
>
> 剩喜今朝寂无事，焚香闲看玉溪诗。

焚香读书是古人的一种精神享受，焚香弹琴是古人物我两忘的精神境界。

东汉，随着佛教传入，檀香开始进入中国。首先檀香木作为敬佛的香料从西藏、云南及东南沿海传入内地。虔诚的香客不惜高价购买这种点燃起来异常芳香的小块檀香木，作敬香之用。檀香在礼佛过程中，被赋予不可替代的神圣职能，在古老的梵语手稿里，它是引导着人与天地、佛陀之间相互交流的通灵媒介，成为通三界的香品。在佛经中多处记载，诵念《法华经》精进者，可嗅闻檀香散发出令人清爽愉悦的芳香，使人心生欢喜，通达到清净、灵动的清心境界。《观虚空藏菩萨经》载：有栴檀德尊者，其德之馨，若莲花之清香。佛教中称檀香为"栴檀"，意思是"与乐""给人愉悦"。佛家对檀香推崇备至，认为檀香气息宁静，圣洁，深远而内敛，是最上等的香，以至佛寺常被尊称为"檀林""栴檀之林"。

古人也常在卧室焚香，淡雅的香气既可以让人身心放松，也可以起到助眠的作用。宋代词人张元干写过一首《清平乐》：乱山深处，雪拥溪桥路。晓日乍明催客去，惊起玉鸦翻树。翠衾香暖檀灰，一枝想见疏梅。凭仗东风说与，画眉人共春回。

在《佛说栴檀树经》中就曾记载："神言树名栴檀，根、茎、枝叶治人百病，其香远闻，世之奇异，人所贪求，不须道也。"焚点檀香可以清净空气，提升呼吸质量，进而强化免疫系统，有舒压、提振精神、稳定情绪的作用，达到清肺净心的养生效果，加上其药性温和，效果显著，历来为医家所重视。

后来逐步用于中医，成了中药的一种。《慧琳音义》载："栴檀，此云与乐，皆是除疾安身之乐，故名与乐也。"此处的"与乐"即给人愉悦之意。品茶会友之时，燃熏檀香能给人以宁静、圣洁、愉悦之感。

檀香作为中药,入药部分为树干的干燥心材。味辛,性温,归脾、胃、心、肺经,有行气温中、开胃止痛的功效。用于寒凝气滞,胸膈不舒,胸痹心痛,脘腹疼痛,呕吐食少等疾病的治疗。《本草备要》曰:"调脾胃,利胸膈,为理气要药。"《仁斋直指方》曰:"沉香磨脾散:可配伍豆蔻、砂仁、丁香等治疗寒凝气滞,胸膈不舒。"

檀香还可以做成檀香枕头,有芳香醒神的作用。宋代词人贺铸就写过一首词:

吴波不动,四际晴山拥。载酒一尊谁与共,回首江湖旧梦。长艚珠箔青篷,橹声鸦轧征鸿。泪镂檀香枕,醉眠摇春风。

沉香入肾

沉香,入水能沉,故名沉香,因古字通假,"沉"通常也写作"沈"。沉香名字的由来,无疑是沉香能够沉水的特性。古时常说的"沉檀龙麝"之"沉",就是指沉香。沉香香品高雅,而且十分难得,自古以来即被列为众香之首。与檀香不同,沉香并不是一种木材,而是一类特殊的香树"结"出的,混合了油脂成分和木质成分的固态凝聚物。《本草求原》一书中论述沉香的生成:"禀受南方纯阳之气以生,兼得雨露之阴液,酝酿于朽木以结。心坚而质美,外拙而内秀,秉天地精华,化人间污秽,不易得之物也。"

在中国古代,品香与点茶、插花、挂画一起被称为"四般雅事",是古代文人雅士的生活方式。宋代词人辛弃疾的《临江仙·金谷无烟宫树绿》就有一句"博山微透暖薰笼",意思是焚烧香料的博山炉还微微透出暖气。诗中博山炉是一类造型特殊的熏炉,主要流行于汉晋时期。在两汉时期,博山炉属于皇亲贵族的专用之品,汉代《西京杂记》曾这样描绘长安巧工所制博山炉:"镂为奇禽怪兽,穷诸灵异,皆自然运动。"

"水石潺湲,风竹相吞,炉烟方袅,草木自馨。人间清旷之乐,不过如此",这是米芾为著名的《西园雅集》所作的图记。焚香在北宋是既隆重又与生活合一的雅事,文人每天的生活从焚香开始。无论是学佛修道、午睡小寝、读书夜坐、静室清谈、赠礼送往,文人都与香建立了密不可分的联系。

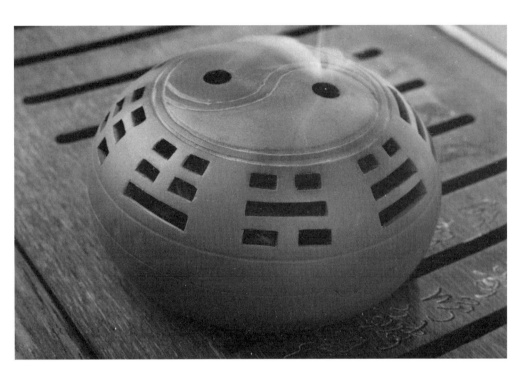

　　北宋词人秦观《沁园春》中有"念小奁瑶鉴，重匀绛蜡；玉笼金斗，时熨沈香"，《如梦令》中有"睡起熨沉香，玉腕不胜金斗"，这两首词中的"玉笼"与"金斗"，是宋人熨衣熏衣的工具，香料用的是沈香，即沉香。

　　沉香集天地之灵气，汇日月之精华，蒙岁月之积淀，千百年来为世人所钟爱。

　　中药中沉香入药部分为瑞香科植物白木香含有树脂的木材。味辛、苦，性微温，归脾、胃、肾经，有行气止痛、温中止呕、纳气平喘的功效。用于胸腹胀闷疼痛，胃寒呕吐呃逆，肾虚气逆喘急的治疗。《本草新编》曰："沉香，温肾而又通心，用黄连、肉桂以交心肾者，不若用沉香更为省事，一药而两用之也。但用之以交心肾，须用之一钱为妙，不必水磨，切片为末，调入于心肾补药中同服可也。"《本草备要》谓之"能下气而坠痰涎，能降亦能升，气香入脾，故能理诸气而调中，其色黑。体阳，故入右臂命门，暖精助阳，行气不伤气，温中不助火"。《大明本草》谓之"调中补五脏，益精壮阳，暖腰膝，止转筋吐泻冷气"。《本草纲目》谓之能"治上热下寒，气逆喘急，大肠虚闭，小便气淋，男子精冷"。

　　《本草汇言》记载：治阴虚肾气不归原，沉香磨汁数分，以麦门冬、怀熟地各三钱，茯苓、山药、山茱萸肉各二钱，牡丹皮、泽泻、广陈皮各一钱。水煎，和沉香汁服。

《鸡峰普济方》中的沉香丸可以治疗脾肾久虚，水饮停积，上乘肺经，咳嗽短气，腹胁胀，小便不利等。配方为：沉香一钱，乌药三钱，茯苓、陈皮、泽泻、香附子各半两，麝香半钱。上为细末，炼蜜和丸如梧子大。每服二三十丸，熟水下。

忙碌了一天，晚上在香炉里焚一点沉香，淡雅的香味可以放松神经、平复情绪，具有安神、解郁之功效，好心情好睡眠可令人容光焕发，由内而外散发健康自然的光彩。

陈皮理气

每次吃橘子，都会把剥掉的皮收集起来，晾在窗户旁边通风的地方，走进房间，芳香怡人，随着橘皮香味逐渐消失，它也萎缩干巴。消化不良的时候，用它和山楂一起泡水喝，入口芳香，顿觉一股气在脾胃间流转。家里做红烧肉的时候，放一些陈皮，口感香酥。自制的陈皮尽管也有健脾、理气、消食作用，但和药用

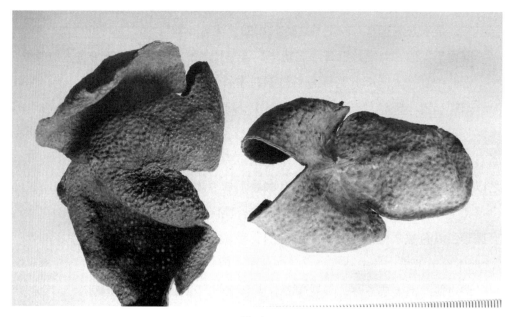

陈皮

陈皮比起来还有差距。药用陈皮要在太阳下反复晾晒，使其自然失水萎蔫，陈化三年以上，所以叫陈皮。陈皮其貌不扬，有诗云：干瘪皱缩貌不奇，平凡常被鄙弃之。止咳化痰理中气，妙手无此病难除。

《本草纲目》中盛赞陈皮"温和""通滞"之功，写道："苦能泄能燥，辛能散，温能和。其治百病，总是取其理气燥湿之功。同补药则补，同泻药则泻，同升药则升，同降药则降。脾乃元气之母，肺乃摄气之仓，故橘皮为二经气分之药，但随所配而补泻升降也。"

陈皮味苦、辛，性温，归肺、脾经，有理气健脾、燥湿化痰的功效。用于脘腹胀满，食少吐泻，咳嗽痰多等疾病的治疗。用量3～10g。与苍术、厚朴等同用，用于中焦寒湿脾胃气滞者，症见脘腹胀痛、恶心呕吐、泄泻。与山楂、神曲等同用，用于食积气滞、脘腹胀痛者。与枳实、生姜等同用，用于胸痹胸中、气塞短气者。

佩兰化湿

战国时期著名诗人屈原在《离骚》中有一句"扈江离与辟芷兮，纫秋兰以为佩"。这句话的意思是：我把江离芷草披在肩上，把秋兰结成索佩挂在身旁。表现出诗人的高雅、高贵，卓尔不群，美好的外形与内质。唐代诗人韩愈、孟郊在《遣兴联句》中，当韩愈吟出"蓬宁知卷舒，孔颜识行藏"时，孟郊对仗"朗鉴谅不远，佩兰永芬芳"。从诗文中可以看出佩兰芬芳四溢，给人以美好的感受。

明代张宇初写过一首《佩兰操》，更是对佩兰赞叹备至：

兰之芳兮，其质漪漪。我将佩兮，孰觐我思。溯其远兮，霜雪靡渐。陟其迩兮，榛棘维滋。我植而晦兮，悲其潜斯。潜兮潜兮，无扬尔馨兮，无华尔姿。

佩兰又名兰草，生于溪边或湿洼地带，夏、秋季采割，去杂质，晒干或鲜用，是一味常见的中药。性平，味辛，归脾、胃、肺经，有芳香化湿、醒脾开胃、发表解暑的功效。多用于湿浊中阻、脘痞呕恶、口中甜腻、口臭、多涎、暑湿表证、头胀胸闷的治疗。

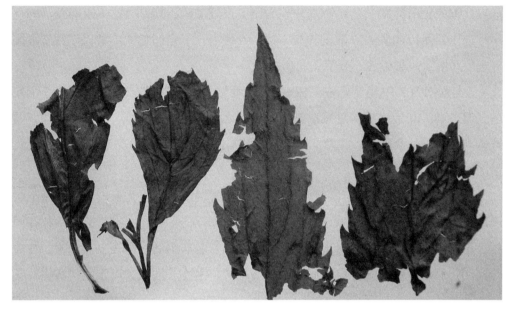

佩兰

《素问·奇病论》曰："津液在脾，故令人口甘也，此肥美之所发也……其气上溢，转为消渴。治之以兰，除陈气也。"

《本草纲目》曰："按《素问》云，五味入口，藏于脾胃，以行其精气，津液在脾，令人口甘，此肥美所发也，其气上溢，转为消渴，治之以兰，除陈气也。"

我在临床上遇到患者腹胀，舌苔厚腻，口中有黏腻之感，都习惯在方药中用9～15g佩兰，会有很好的疗效。消化不良、湿气重的患者也可以用佩兰5g泡水喝，芳香顿留唇齿之间。

端午悬艾

对艾叶最早的认识是每年过端午节，市场上到处都在出售新鲜的带有枝干的艾草，艾草散发着特殊的气味，买上一小把，插在门上，既有节日的气氛，又能辟邪驱蚊。艾在《尔雅》中又称为冰台、灸草。《淮南万毕术》记载："削冰令圆，举以向日，以艾承其影，则火生。"我们的祖先手里拿着被打磨成凸透镜的晶莹剔透的冰块，让阳光穿过它，把热量聚集在一起，冰下的艾草在热能的催化下冒出火花，缓慢地燃烧着。先辈们将艾草编成细绳，悬挂起来，火种便在艾的香味中保留延续，煮熟了食物，温暖了身体。

汉晋以来，端午节家家必插艾以应节景，京有以艾束为人形者。南朝梁宗懔《荆楚岁时记》："五月五日，谓之浴兰节。四民并踏百草。今人又有斗百草为戏。采艾以为人，悬门户上，以禳毒气。以菖蒲或缕或屑，以泛酒。""鸡未鸣时，采艾似人形者，揽而取之，收以灸病，甚验。是日采艾为人形，悬于户上，可禳毒气。"

生活中离不开艾草，艾草在历代诗人的笔下留下艾香，穿过千年，香味如旧。

《诗经·王风·采葛》："彼采艾兮，一日不见，如三岁兮。"我们可以想象，《诗经》中的妇女一边采集艾草一边思念远方的家人。艾草也成为了端午的一个符号，宋代诗人陆游写过一首诗《乙丑重五》：

> 盘中共解青菰粽，衰甚犹簪艾一枝。
>
> 寂寞废诗仍止酒，今年真负此佳时。

诗人把艾草插在"浑欲不胜簪"的发髻上，即使心情低落，也不负佳节。

文天祥《端午即事》中，在端午佳节，艾叶也是彼此馈赠和表达祝福的礼物。

> 五月五日午，赠我一枝艾。
>
> 故人不可见，新知万里外。
>
> 丹心照夙昔，鬓发日已改。
>
> 我欲从灵均，三湘隔辽海。

张炎的《蝶恋花·赋艾花》更是对艾草情有独钟："巧结分枝粘翠艾。蒨蒨香痕，细把泥金界。小簇葵榴芳锦隘，红妆人见应须爱。午镜将拈开凤盖。倚醉凝娇，欲戴还慵戴。约臂犹余朱索在，梢头添挂朱符袋。"

艾草不仅是端午节的重要元素，更是一味难得的中药。

《孟子·离娄上》曰："今之欲王者，犹七年之病，求三年之艾也。"陈年之艾，清香浓烈，透彻心脾。邵雍的《答客问病》曰："世上重黄金，伊予独喜

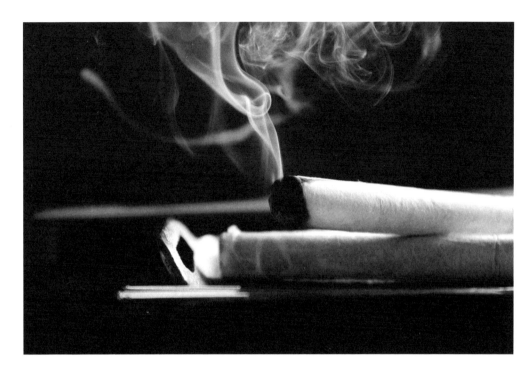

吟。死生都一致，利害漫相寻。汤剂功非浅，膏肓疾已深。然而犹灼艾，用慰友朋心。"

"灸草"一称则与古代医学密切相关。艾叶作药用，味苦辛，性温，功效温通经脉、和血止痛、安胎。李时珍之父李言闻曾为家乡的艾草撰写《蕲艾传》，赞其"产于山阳，采以端午，治病灸疾，功非小补"，此书惜已失传。而李时珍在《本草纲目》草部第十五卷也说："艾以蕲州者为胜，用充万物，天下之重，谓之蕲艾。"蕲艾"服之则走三阴而逐一切寒湿，转肃杀之气为融和；灸之则透诸经而治百种病邪，起沉疴之人为康泰。其功亦大矣。"

如今，用艾草做成的艾条已成为人们普遍使用的保健产品，冬季艾灸足三里、三阴交、神阙等穴位，可以起到防寒保健的作用。

重阳插萸

每年过重阳节的时候，我都会很自然地想起唐代诗人王维写的《九月九日忆山东兄弟》：

独在异乡为异客，每逢佳节倍思亲。

遥知兄弟登高处，遍插茱萸少一人。

一个人独自在他乡作客，每逢节日加倍思念远方的亲人。遥想兄弟们今日登高望远时，头上插满茱萸只少我一人。重阳节佩茱萸，在晋代葛洪《西经杂记》中就有记载。除了佩带茱萸，人们也有头戴菊花的。唐代就已经如此，历代盛行。宋代，还有将彩缯剪成茱萸、菊花来相赠佩带的。

民间认为九月九日也是逢凶之日，多灾多难，所以在重阳节人们喜欢佩带茱萸以辟邪求吉。茱萸因此还被人们称为"辟邪翁"。重阳日，采摘它的枝叶，连果实用布缝成一小囊，佩带身上，可用来避除邪恶之气。诗词里的"茱萸"指的是吴茱萸，因为吴茱萸有特殊的香气，古人认为，芳香之物有辟邪驱祸的作用，所以喜在一些节日中佩带。

吴茱萸也是一味中药，为芸香科植物吴茱萸的干燥近成熟果实。8～11月果

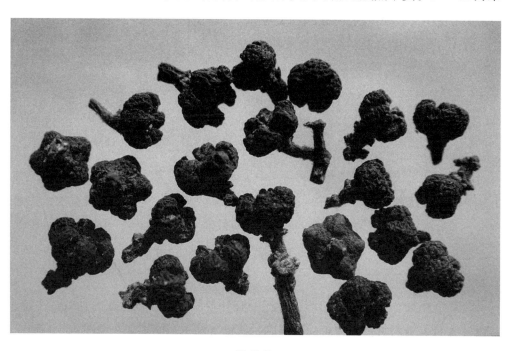

吴茱萸

实尚未开裂时，剪下果枝，晒干或低温干燥，除去枝、叶、果梗等杂质。果实呈球形或略呈五角状扁球形，直径 2 ～ 5mm。表面暗黄绿色至褐色，粗糙，有多数点状突起或凹下的油点。顶端有五角形状的裂隙，基部残留有黄色茸毛的果梗。质硬而脆，横切面可见子房 5 室，每室有淡黄色种子 1 粒。气芳香浓郁，味辛辣而苦。

吴茱萸味辛、苦，性热，有小毒，归肝、脾、胃、肾经。具有散寒止痛，疏肝下气，燥湿的功效。主治：脘腹冷痛，寒疝冷痛；中焦虚寒、肝气上逆的头痛、吐涎沫；脾肾虚寒的久泻、五更泄；寒湿脚气疼痛，脚气入腹、困闷欲死；肝逆犯胃的呕吐吞酸；外用研末以醋调敷足心，可引火下行，治疗口舌生疮。

《本草纲目》记载："吴（茱）萸，辛热能散能温，苦热能燥能坚，其所治之证，皆取其散寒温中、燥湿解郁之功而已。"吴茱萸汤：吴茱萸 9g，生姜 18g，人参 9g，大枣 12 枚。以适量水煎，汤成去渣，取汁温服，日 1 剂，分 2 次服。水煎服。功效温中补虚，降逆止呕。主治肝胃虚寒，浊阴上逆证。症见食后泛泛欲吐，或呕吐酸水，或干呕，或吐清涎冷沫，胸满脘痛，颠顶头痛，畏寒肢冷，甚则伴手足逆冷，大便泄泻，烦躁不宁等症。

唐代诗人王维也写过一首山茱萸的诗词：

> 朱实山下开，清香寒更发。
> 幸与丛桂花，窗前向秋月。

山茱萸和吴茱萸一字之差，又名"山萸肉""枣皮"等，本品为山茱萸科植物山茱萸的干燥成熟果肉。秋末冬初果皮变红时采收果实，用文火烘或置沸水中略烫后，及时除去果核，干燥。山萸肉用黄酒拌匀，闷润 3 ～ 4 小时，置适宜容器内，加水适量，密闭，隔水加热，炖或蒸至酒吸尽，色变黑润，取出，干燥后叫酒萸肉。

山茱萸味酸，性微温，归肝、肾经，有补益肝肾、收敛固涩的功效。主治：肝肾亏虚的头晕耳鸣、腰膝酸软、阳痿；遗精滑精、小便不禁、虚汗不止；妇女月经过多、崩漏。《汤液本草》记载："滑则气脱，涩剂所以收之。山茱萸止小便利，秘精气，取其味酸涩以收滑也。"

六味地黄汤：熟地黄 15g，山茱萸肉 12g，山药 12g，丹皮 10g，泽泻 10g，茯苓 10g。药六味，以适量水煎，汤成去渣，取汁温服，日 1 剂，分 2 次服。功效滋阴补肾。主治肝肾不足，真阴亏损，精血枯竭，舌燥喉痛，虚火牙痛、牙漏、牙宣等证。

第十一章 神龟虽寿

东汉文学家、政治家曹操于建安十二年（公元207年）夏率师北征，九月，胜利回师，途经碣石等地，写了《步出夏门行》这一组诗。《龟虽寿》为第四首，写于他平定乌桓叛乱、消灭袁绍残余势力之后，南下征讨荆、吴之前。此时曹操已经五十三岁了，回首自己的人生路程，无限感慨。

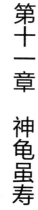

龟虽寿

神龟虽寿，犹有竟时。

腾蛇乘雾，终为土灰。

老骥伏枥，志在千里。

烈士暮年，壮心不已。

盈缩之期，不但在天；

养怡之福，可得永年。

幸甚至哉，歌以咏志。

　　神龟虽然十分长寿，但生命终究会有结束的一天；腾蛇尽管能腾云乘雾飞行，但终究也会死亡化为土灰。年老的千里马虽然伏在马槽旁，雄心壮志仍是驰骋千里；壮志凌云的人士即便到了晚年，奋发思进的心也永不止息。人寿命长短，不只是由上天决定；调养好身心，就定可以益寿延年。真是幸运极了，用歌唱来表达自己的思想感情吧。清代诗人兼诗论家陈祚明这样评价这首诗："名言激昂，千秋使人慷慨。""老骥伏枥，志在千里。烈士暮年，壮心不已"，这几句也广泛为后人所引用，表达老当益壮、奋斗不息的精神。

　　乌龟的背甲及腹甲也是一味中药，称为龟甲，性味甘、咸，寒，归肝、肾、心经。主要功效为滋阴潜阳，益肾健骨，固经止血，养血补心。既能滋补肝肾之阴而退内热，又可潜降肝阳而息内风。凡肾虚，腰膝酸软，筋骨不全，小儿囟门不合，齿迟，行迟等皆可用以为治。用于治疗阴虚血热、冲任不固的崩漏、月经过多等，能滋补肾阴以固冲任，又能性寒清热，兼能止血，常配伍黄柏、香附等同用，如固经丸。

　　宋代太医院编《圣济总录》卷五记载有龟甲汤。

　　处方组成：龟甲（醋炙）、虎骨（酥炙）各180g，海桐皮、羌活（去芦头）、丹参、独活（去芦头）、牛膝（去苗，酒浸，切，焙）、萆薢、五加皮、酸枣仁（炒）各90g，附子（炮裂，去脐、皮）、天雄（炮裂，去脐、皮）、天麻（去蒂）、防风（去叉）、威灵仙（去土）、川芎各75g，当归（切，焙）、桂（去粗皮）、紫参各90g，薄荷（焙干）180g，槟榔（煨）180g，菖蒲（九节者，去须，泔米浸，切，焙）45g。

制法：上二十二味，锉如麻豆。

功能主治：治中风手足不遂，举体疼痛，或筋脉挛急。

用法用量：每用24g，加水150mL，酒150mL，生姜10片，同煎去滓，取200mL，于中午、夜卧空腹时分两次温服。要出汗，两次用量一并服。半小时后，饮以热生姜稀粥，厚衣覆盖发汗，慎外风。

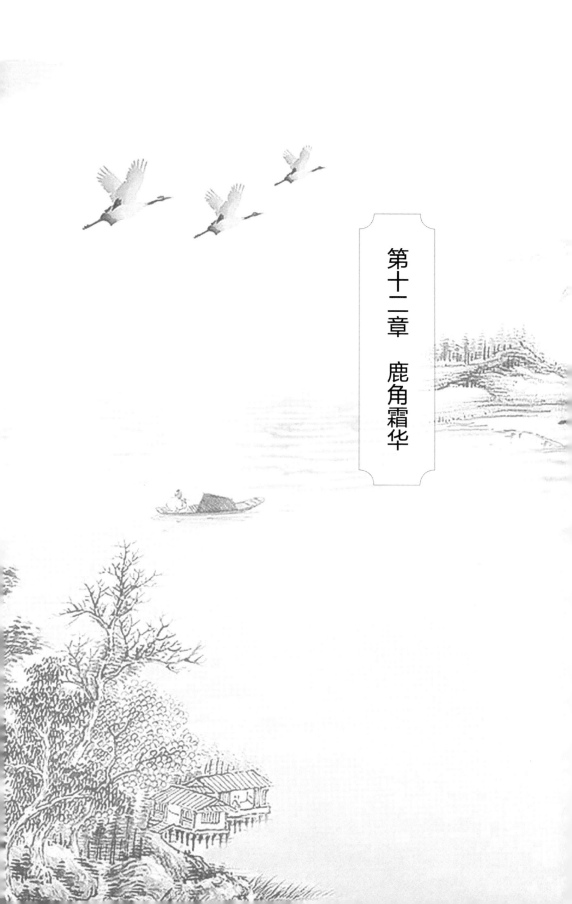

第十二章　鹿角霜华

宋代章甫写过一首《鹿角》的诗：

> 呦呦鸣鹿群，适意在林薮。
>
> 泉甘草丰茂，多力故能走。
>
> 一朝触祸机，竟死谁人手。
>
> 割鲜登鼎俎，刺血置杯酒。
>
> 犄角未易弃，煮胶方术有。
>
> 汲江为浸渍，七日去粗垢。
>
> 大候三伏时，煎熬必鬶缶。
>
> 色作琥珀红，坚重如琼玖。
>
> 补阳遂强骨，轻健还湛久。
>
> 杀身虽可怜，仁实存身后。
>
> 功能利生人，死且垂不朽。
>
> 悠悠肉食辈，亦愧此鹿否。

山林里水草茂盛，一群鹿自由快乐地奔跑。不幸被猎人捕获，食其肉饮其血，将鹿角炮制成鹿角霜，具有补阳强骨的作用，鹿虽然死了还给人类做贡献，鹿角霜也名垂中药史册。诗词最后两句反问：那些杀鹿食肉的人，不觉得愧对鹿吗？

鹿角霜，即鹿科动物的角熬制鹿角胶后所剩之余之骨渣，其松若酥，以手捏之即粉。古来斫琴者取之磨成粗细粉末，与生漆拌和，修于琴体表面。纯漆胎硬度较强，加以鹿角霜则较为酥松，琴面即不易磨损，又因其酥松具有较好的传音效果，两者合之对发音更具有一定过滤和抑制作用，使琴声出而不散，具含蓄之妙。此外，以鹿角霜为灰胎修漆，时间越久，琴之发音越为松透，故历来为斫琴人所重。

　　鹿角霜味咸、涩，性温，归肝、肾经，有温肾助阳、收敛止血的功效。用于脾肾阳虚，白带过多，遗尿尿频，崩漏下血，疮疡不敛等病症的治疗。一般用量9～15g，先煎。阴虚火旺者禁服。《圣济总录》载鹿角霜丸主治肾寒羸瘦，生阳气，补精髓。方药组成：鹿角霜、肉苁蓉（酒浸，去皱皮，切，焙）、附子（炮裂，去皮、脐）、巴戟天（去心）、蜀椒（去目及闭口，炒出汗）各30g。上五味，捣罗为末。酒煮面糊和丸如梧桐子大。每服20丸，空心，温酒下。

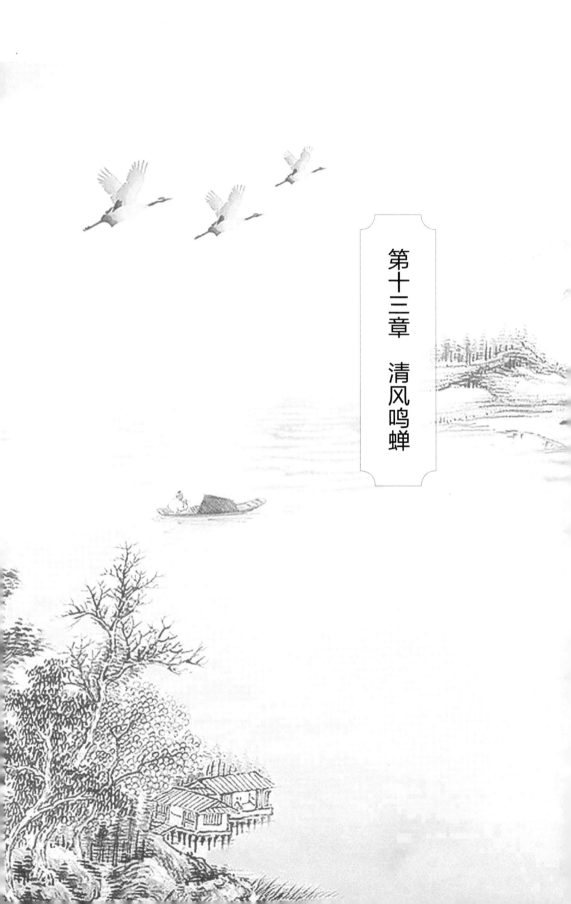

第十三章　清风鸣蝉

　　我上初中的时候，学过一篇课文《蝉》，选自法国作家法布尔《昆虫记》，文章最后一段，我至今记忆犹新："四年黑暗中的苦工，一个月阳光下的享乐，这就是蝉的生活。我们不应当讨厌它那喧嚣的歌声，因为它掘土四年，现在才能够穿起漂亮的衣服，长起可与飞鸟匹敌的翅膀，沐浴在温暖的阳光中。什么样的钹声能响亮到足以歌颂它那得来不易的刹那欢愉呢？"

　　世人只知道蝉在树枝上的鸣叫，却不知蝉的幼虫在地穴里漫长的等待。蝉丰富了自然，也丰富了人类的遐想。蝉幼虫变为成虫后，壳留下，蝉飞走，有了"金蝉脱壳"；晚秋时的蝉生命濒临结束，一声不响，有了"噤若寒蝉"；蝉夏天生，秋天死，看不到雪，有了"蝉不知雪"。

　　蝉的鸣叫，蝉短暂的一生，如一叶知秋般引发古代文人的感想。

　　晋代陆云的《陆清河集·寒蝉赋》曰："于是贫居之士，喟尔相与而俱叹曰：'寒蝉哀鸣，其声也悲；四时去暮，临河徘徊。'"

　　唐代诗人骆宾王任侍御史时，因上书纵论天下大事，得罪了武则天，蒙冤下狱。在狱中写了一首《在狱咏蝉并序》，以蝉的高洁为自己力辩："每至夕照低阴，秋蝉疏引，发声幽息，有切尝闻。岂人心异于曩时，将虫响悲于前听。嗟乎，声以动容，德人以象贤。故洁其身也，禀君子达人之高行，蜕其皮也，有仙都羽化之灵姿。候时而来，顺阴阳之数，应节为变，寄藏用之机。有目斯开，不以道昏而昧其视，有翼自薄，不以俗厚而其真。吟乔树之微风，韵姿天纵，饮高秋之坠露，清畏人知。"

　　诗人牢房外有数株古槐树，每当傍晚太阳西斜，秋蝉在树间鸣唱，发出轻幽的声息，凄切悲凉超过先前所闻。难道是心情不同往昔？抑或是虫响比以前听到的更悲？唉呀，蝉声足以感动人，蝉的德行足以象征贤能。所以，它的清廉俭信，可以说是禀承君子达人的崇高品德，它蜕皮之后，有羽化登上仙境的美妙身姿。等待时令而来，遵循自然规律；适应季节变化，洞察隐居和活动的时机。有眼就瞪得大大的，不因道路昏暗而不明其视；有翼能高飞却自甘澹泊，不因世俗浑浊而改变自己本质。在高树上临风吟唱，那姿态声韵真是天赐之美，饮用深秋天宇下的露水，洁身自好生怕为人所知。

蝉在诗人笔下品质高洁，姿态优美，临风吟唱。唐代诗人虞世南也写过一首《蝉》的诗："垂绥饮清露，流响出疏桐。居高声自远，非是藉秋风。"

蝉垂下像帽缨一样的触角，吸吮着清澈甘甜的露水，连续不断的鸣叫声从稀疏的梧桐树枝间传出。蝉正是因为在高处，它的声音才能传得远，并非是凭借秋风的力量。

这是一首咏物诗，咏物中尤多寄托，具有浓郁的象征性。句句写的是蝉的形体、习性和声音，而句句又暗示着诗人高洁清远的品行志趣，物我互释，咏物的深层意义是咏人。

蝉幼虫羽化成虫后，脱下的外壳叫蝉蜕，是一味中药，小时候放暑假去外婆家，一群小朋友，拿上长竹竿，在树上、草丛中寻找蝉蜕，卖给药铺，换取零用钱。

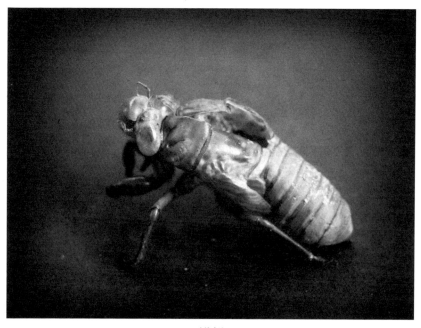

蝉蜕

　　蝉蜕味甘、咸，性凉，归肺、肝经，有疏散风热、利咽开音、透疹、明目退翳、息风止痉的功效。用于风热感冒，温病初起，咽痛音哑，麻疹不透，风疹瘙痒，目赤翳障，急慢惊风，破伤风证，小儿夜啼不安。

　　《本草纲目》曰："蝉，主疗皆一切风热证，古人用身，后人用蜕，大抵治脏腑经络，当用蝉身；治皮肤疮疡风热，当用蝉蜕。"《药性论》曰："治小儿浑身壮热惊痫，兼能止渴。"

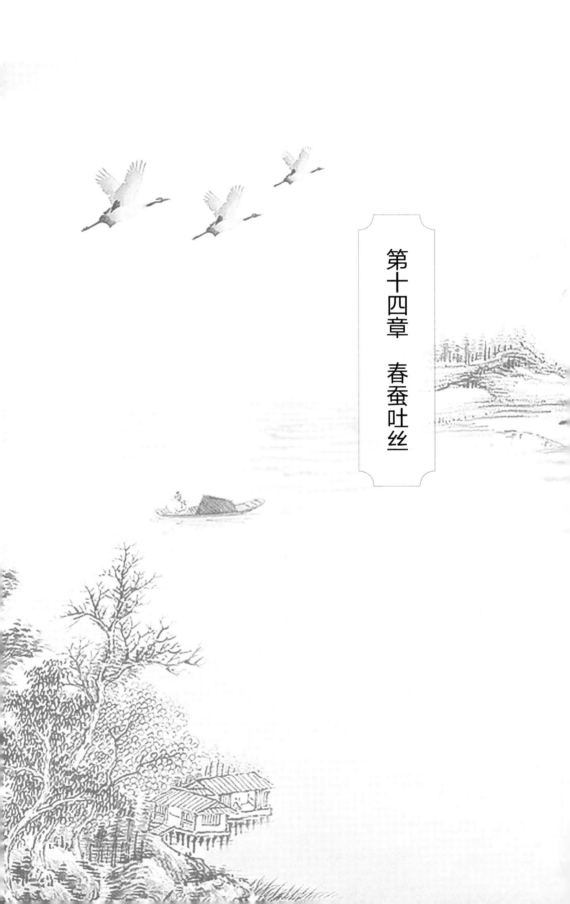

第十四章　春蚕吐丝

上大学的时候，非常喜欢读晚唐诗人李商隐的《无题》，缠绵悱恻，情深义重，读后感觉字有尽而意无穷。

无题

唐·李商隐

相见时难别亦难，东风无力百花残。

春蚕到死丝方尽，蜡炬成灰泪始干。

晓镜但愁云鬓改，夜吟应觉月光寒。

蓬山此去无多路，青鸟殷勤为探看。

1986 年版电视剧《西游记》第十六集《趣经女儿国》以《相见难别亦难》为题目作片尾曲。电视剧结束时，长亭送别，女儿国国王泪眼朦胧、倚树驻足望眼欲穿地叫了一声"御弟哥哥"，唐僧稍作停顿，随后驾马远去的画面伴随着"相见难、别亦难，怎诉这胸中语万千……"歌声响起，让观众百感交集、怅然若失。

古代交通信息都不便利，相见难，分别更是依依不舍。东风无力吹，春去百花谢。春蚕吐丝而亡，蜡烛泪尽成灰。清晨对镜梳妆，思念让鬓发泛白。夜晚对冷月吟诵，抒发相思之情。殷勤青鸟为我探问，蓬山已经不远，相逢指日可待。

这一首是李商隐《无题》中的名篇，意境朦胧，读后十分真挚感人。首联就把恋绪离情写得感人肺腑，颔联更是成为绝唱，极形象地表达了忠贞不渝的爱情。

南北朝有一位无名氏作了一首《作蚕丝》诗词：

春蚕不应老，昼夜常怀丝。

何惜微躯尽，缠绵自有时。

　　这首诗是情深的爱情表白。作者以春蚕自喻，以蚕丝比喻情丝。像春蚕吐丝一样，把日夜萦绕在心上的那一缕情思编织成蚕茧。在爱情面前，可以飞蛾扑火，可以为爱捐躯，只为缠绵自有时。李商隐诗中的"春蚕到死丝方尽"，也是从本诗变化而来。

　　中国古代有"嫘祖始蚕"的传说，《通鉴外纪》记载："西陵氏之女嫘祖为帝之妃，始教民育蚕、治丝茧，以供衣服。"战国时期的《管子·山权数》中说："民之通于蚕桑，使蚕不疾病者，皆置之黄金一斤，直食八石，谨听其言，而藏之官，使师旅之事无所与。"这段话的意思是群众中有精通蚕桑技术、能养好蚕、使蚕不遭病害的，请他介绍经验，并给予黄金和免除兵役的奖励。

　　小时候我也养过蚕，每到春天，桑树长起来的时候，养蚕的邻居会给我一点蚕卵，把蚕卵放在一个透气的盒子里，放置于阴暗处，每天洗干净手，怀着期待的心情看一次，三四天后，就有黑色的小蚕孵化出来，把桑叶剪碎放进去，过几天小蚕渐渐长大变白，就可以吃整片的桑叶了。蚕脱皮一次就算增加一岁。每天放学看着蚕宝宝，有时候会把它放在手臂上，看它爬来爬去带来丝丝凉意。蚕长到十多天后就开始吐丝结茧，在茧中进行最后一次脱皮成为蛹。等过大约10天后，蚕就会破茧而出羽化成为蚕蛾。出茧后雌雄蛾交尾，交尾后雄蛾即死亡，雌蛾产卵，然后也会慢慢死去。看着纸上的蚕卵和旁边死去的雌雄蛾尸体，我的心中无限伤感，我目睹了春蚕的一个生命周期，明年等桑树新绿，这些蚕卵会开启新的生命。生命对个体来说是一个线段，但对物种来说却是一条直线，生生不息、代代传承。

　　有一味中药叫"白僵蚕"，为家蚕的幼虫感染白僵菌而僵死的干燥全虫。性味咸、辛，平，归肺、肝、胃经，有息风止痉、祛风止痛、化痰散结的功效。蚕食桑叶而生，得桑叶之气，故可祛风。桑叶可疏外风，平内风。平内风则可用治肝风夹痰，惊痫抽搐，小儿急惊，破伤风，进而还可治疗中风所致的口眼㖞斜；疏外风则可用治风热头痛，目赤咽痛，即祛风止痛。

　　中药方剂牵正散由白附子、白僵蚕、全蝎三味药物组成。白附子、白僵蚕、全蝎去毒，各等份，并生用。共为细末，每次服 3g，日服 2～3 次，温酒送服，亦可作汤剂，用量按原方比例酌定。功效：祛风化痰，通络止痉。主治风中头面

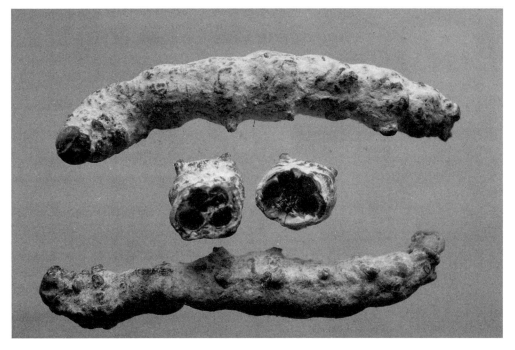

白僵蚕

经络，口眼㖞斜，或面肌抽动等症。

　　《神农本草经》记载白僵蚕有"灭黑斑，令人面色好"的功效，所以白僵蚕可以外用敷面：白僵蚕 20g，蛋清 30mg，用蛋清调白僵蚕粉成糊状。每晚用此敷脸，30 分钟后用清水洗净。连续使用 2 ～ 4 周，本面膜有祛除黄褐斑，化老年斑、晒斑的功效。

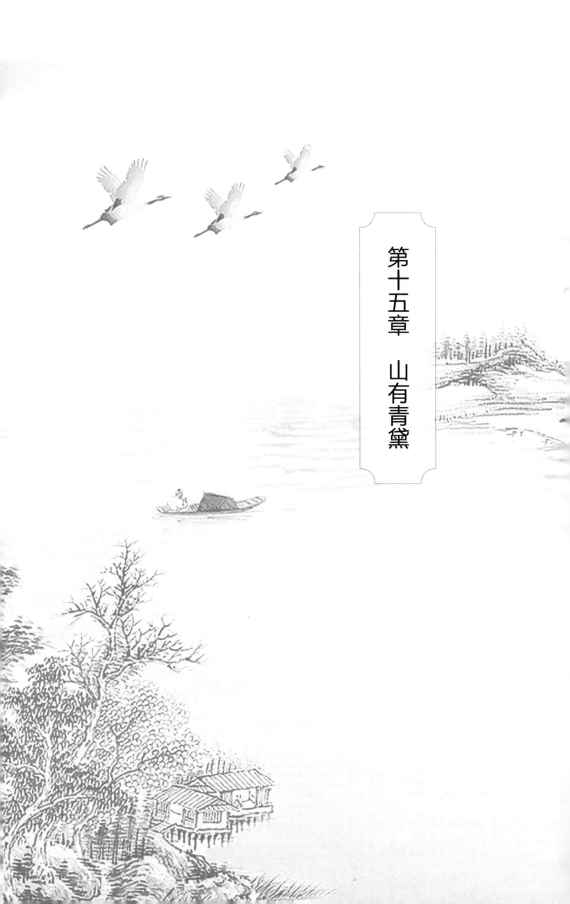

第十五章　山有青黛

《红楼梦》第三回，宝玉初见黛玉，宝玉眼中的黛玉，作者曹雪芹这样描述："两弯似蹙非蹙罥烟眉，一双似喜非喜含情目。态生两靥之愁，娇袭一身之病。泪光点点，娇喘微微。闲静时如姣花照水，行动处似弱柳扶风。心较比干多一窍，病如西子胜三分。"其中有一个情节：宝玉问黛玉表字，黛玉道："无字。"宝玉笑道："我送妹妹一妙字，莫若'颦颦'二字极妙。"探春便问何出，宝玉道：《古今人物通考》上说，西方有石名黛，可代画眉之墨，况这林妹妹眉尖若蹙，用取这两个字，岂不两妙。"

唐代诗人白居易在他的三首诗中都写到了"青黛"：《答客问杭州》写道"山名天竺堆青黛，湖号钱唐泻绿油"；《上阳白发人–愍怨旷也》曰"小头鞋履窄衣裳，青黛点眉眉细长"；《任氏行》曰"燕脂漠漠桃花浅，青黛微微柳叶新"。

从上面的诗中可以看出"青黛"是一种可以画眉的颜料，白居易《任氏行》的诗只有两句，写任氏匀擦脂粉，面如桃花；青黛画眉，柳叶如新。着意梳妆打扮一番之后，容貌显得十分美丽、动人。

"青黛"是石头还是一种植物？青黛，为爵床科植物马蓝、蓼科植物蓼蓝、十字花科植物菘蓝的叶或茎叶经加工制得的干燥粉末、团块或颗粒。在古代亦常用于印染布匹、画眉等。

"青黛"也是一味中药，味咸，性寒，归肝经，有清热解毒、凉血消斑、泻火定惊的功效。主治温毒发斑，血热吐衄，胸痛咳血，口疮，痄腮，喉痹，小儿惊痫。《开宝本草》记载："青黛，从波斯国来，及太原并庐陵、南康等染淀，亦堪敷热恶肿、蛇虺螫毒。染瓮上池沫紫碧色者，用之同青黛功。"

《本草衍义》记载医案："青黛，乃蓝为之。有一妇人患脐下腹上，下连二阴，遍满生湿疮，状如马瓜疮，他处并无，热痒而痛，大小便涩，出黄汁，食亦减，身面微肿，医作恶疮治，用鳗鱼、松脂、黄丹之类。药涂上，疮愈热，痛愈甚。治不对，故如此。问之，此人嗜酒，贪啖，喜鱼蟹发风等物。急令用温水洗，

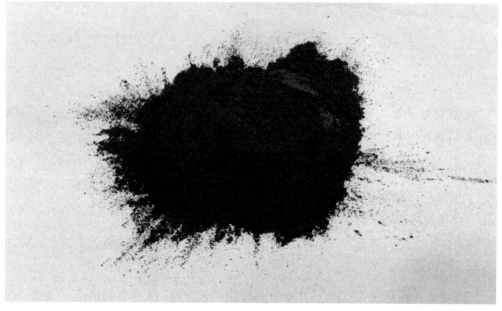

青黛

拭去膏药。寻以马齿苋四两,烂研细;入青黛一两,再研匀,涂疮上,即时热减,痛痒皆去。仍服八正散,日三服,分散客热,每涂药,得一时久,药已干燥,又再涂新湿药。凡如此二日,减三分之一,五日减三分之二,自此二十日愈。既愈而问曰:此疮何缘至此? 曰:中、下焦蓄风热,毒气若不出,当作肠痈内痔。仍常须禁酒及发风物。然不能禁酒,后果然患内痔。"

大意是有个妇女小腹及二阴湿疮,热痒而痛;医生首先选用鳗鱼、松脂、黄丹之类,结果病情加重,知道用药不对,仔细询问妇女后得知妇女爱喝酒,喜欢吃鱼蟹发风等物,改用马齿苋四两,烂研细;入青黛一两,再研匀,涂在疮上,热减,痛痒皆去;配合内服八正散,二十天后病就好了。医生告诫妇女要戒酒,不要吃发物。这位妇女依然嗜酒,最后得了内痔。

从这个病案能看出"青黛"性寒凉,外用能清热解毒,凉血。《本草纲目》记载青黛有"去热烦,吐血,咯血,斑疮,阴疮,杀恶虫"的作用。

参考书目

［1］乐云，黄鸣.唐诗宋词鉴赏辞典［M］.武汉：崇文书局，2015.

［2］沐言非.诗经·楚辞［M］.北京：中国华侨出版社，2013.

［3］钟赣生.中药学［M］.北京：中国中医药出版社，2019.

［4］李冀.方剂学［M］.北京：中国中医药出版社，2019.

［5］姚春鹏译注.黄帝内经［M］.北京：中华书局，2014.

［6］郑洪新.中医基础理论［M］.北京：中国中医药出版社，2016.